인턴 · 레지던트 1년차를 위한

응급실 영상과 처치

정형외과

ORTHOPEDIC SURGERY

인턴 · 레지던트 1년차를 위한

응급실 영상과 처치

강효석 저

정형외과

ORTHOPEDIC SURGERY

고려의학

머리말

졸업과 동시에 의사국가고시 합격한 후 3월에 처음 의사 까운을 입고 당당히 응급실 당직을 하게 되었을 때 설레고 떨리는 마음을 지금도 잊지 못하고 있다. 교통사고 환자가 들어 왔을 때 응급처치 및 X-ray촬영 order를 어떻게 내야 할지를 몰라 쩔쩔매며 그냥 멍청히 서 있었던 생각이 난다. 신경외과 두부 사진 등을 걸어 놓고 골절이 어디 있는지, 어떤 것이 혈관인지, 봉합면은 어떻게 보이는지를 도무지 알 수 없고 본과 1학년 때 공부한 해부학은 왜 이렇게 생각이 안 나는지 도무지 앞이 캄캄했던 기억뿐이 없는데 응급실에서 몇 개월 지난 후 차츰 요령이 생기고 경험이 쌓여 가니깐 점차 자신감이 생겼던 기억이 생생하다.

응급실에서 영상을 대할 때도 마찬가지로 X-ray 상 방사선 투과성(검은)음영, 방사선 비투과성(하얀)음영이 어떻고 하는 용어가 생소해 도대체 어떻게 서술하고 묘사할지 어렵기만 해 공부하기가 무척 힘들었는데 우선 영상의학 용어에 대해서는 신경쓰지 말고 골절은 이렇게 보이고 폐렴은 저렇게 보이는구나 하는 정도만 거억해 두면 된다.

응급실에서 수련의로써 기본적이고 반드시 알아두어야 할 응급 처치에 대해 책 서두에 기술해 놓았다. 반복해서 읽고 무조건 영상 증례를 많이 접하고 숙지하면 언젠가는 자기 나름대로 X-ray 보는 눈이 열리게 된다. 의사 자격증을 가진 사람은 지금 현 시점 응급실에는 나 혼자 뿐이라 어떻게 해서든 이 환자를 처치 해야 되는 상황이라고 생각하고 자신감과 자부심을 가지고 진료에 임해 주길 바란다. 영상학 몇 십년을 공부해 왔어도 지금도 본과 1학년 해부학을 찾아보아야만 하는 학문이 영상의학이다. 항상 해부학을 곁에 두어서 공부하고 이 책을 통해 영상에 대한 많은 경험을 쌓아 환자 진료에 조금이라도 도움이 되셨으면 하는 바람이다.

끝으로 도움을 주신 강남 고려병원 정형외과 박재영 부장님께 진심으로 감사의 말씀 드립니다.

2010년 1월 저자 올림

목 차

머리말 ··· ii
응급실에서 정형외과 영역의 일차 처치시 주의할 점 ··· viii

chapter 1 견관절 ··· 1

1. 견관절 탈구 ··· 1
2. 상완골 대결절 골절 ··· 8
3. 극상건파열 ··· 16
4. 석회침착성 건염과 극상건 부분파열 ··· 20
5. 전상관잘와순파열 ··· 23
6. 쇄골골절과 외상성견쇄관절 탈구 ··· 25
7. 견갑골 골절 ··· 32

chapter 2 팔꿈치 ··· 35

0. 주관절 일반촬영 ··· 35
1. 상완골 원위부 상과부 골절 ··· 38
2. 상완골 내과 골절 ··· 44
3. 상완골외과 골절 ··· 45
4. 상완골 통과골절과 골단 분리 ··· 46
5. 척골 주두골 골절 ··· 47
6. 척골구상돌기 골절 ··· 48
7. 관절염 ··· 51
8. 요골골두 골절 ··· 52
9. Montaggia 골절 ··· 55
10. Galeazzi 골절(역 몬테지아 골절) ··· 59

목 차

11. 주관절 탈구 ········· 60

chapter 3 완관절 ········· 61

1. 콜레스 골절 ········· 61
2. 스미씨 골절(역 콜레씨 골절) ········· 63
3. 발톤씨 골절 ········· 65
4. 주상골 골절 ········· 67
5. 월상골 괴사 ········· 72
6. 삼각섬유연골 복합체 파열 ········· 74
7. 골단골절 ········· 78
8. 지골골절 ········· 83
9. 이물질 ········· 90

chapter 4 고관절 ········· 91

1. 무혈성괴사증 ········· 91
2. Legg-Calve-Perthes 질환 ········· 97
3. 대퇴경부골절 ········· 100
4. 골반 골절 ········· 107
5. 골타박과 미세골절구분 ········· 110
6. 골수염 ········· 114
7. 일과성 활액막염 ········· 117

chapter 5 무릎 ········· 118

1. 양동이손잡이 파열 ········· 118

목 차

2. 내측반월상연골판 파열 · 123

3. 외측반월상연골판파열· 130

4. 원판형 반월상 연골판 파열 · 134

5. 전방십자인대파열 · 137

6. 후방십자인대파열 · 142

7. 내측측부인대파열· 146

8. 골괴사 · 148

9. 골연골염· 151

10. 관절연골파괴 · 154

11. 무릎골절 · 155

12. 골종양 · 157

chapter 6 발목과 발 · 160

1. 박리성골관절염 · 160

2. 외측측부인대 파열· 164

목 차

3. 아킬레스건 파열 · 167
4. 프라이버그씨 병 · 171
5. 켈러씨 병(무혈성 괴사증, 주상골) · · · · · · · · · · · · · · · · · 173
6. 발목과 발 골절 · 175

chapter 7 초음파 진단, 골절 · 193

1. 초음파 진단, 골절 · 193
2. 늑골골절 · 194
3. 비골골절 · 199
4. 미골골절 · 202
5. 흉골골절 · 204
6. 슬개골 골절(Patella Fracture) · · · · · · · · · · · · · · · · · · · 206

한글 찾아보기 · 207
영문찾아보기 · 210

응급실에서 정형외과 영역의 일차 처치시 주의할 점

I. 총론

1. vital sign check

다발성 골절 환자, 특히 골반골절과 척추 골절이 동반된 환자에게서는 과다출혈과 자율신경계 이상 등으로 인한 hypovolemic shock과 spinal shock 등이 발생할 수 있으므로 타 장기의 이상이 없어도 vital sign 유지에 주의를 기울여야 한다.

예) 제12흉추 압박골절과 Malgaigne pelvic bone Fx. 그리고 calcaneus Fx. 등의 다발성 골절로 2차 병원 응급실을 내원한 40대 남자 환자가 방사선 검사 후 각 부위의 CT 검사를 하다 갑자기 shock 증상이 나타나 3차 병원으로 전원하였으나 이미 hypovolemic shock이 진행되어 사망한 예(부검 결과 다발성 골절로 인한 과다 출혈에 의한 hypovolemic shock으로 판명됨)

2. Neurology check

척추 골절이나 사지 골절 모두 최초 내원시에 신경이상 유무 검사가 추 후 환자의 수술 여부 결정 및 수술후 합병증 발생 유무 등을 결정하는데 중요한 요소임.

예1) 교통사고 수상후 경부 통증을 호소하는 환자가 내원하여 상지 마비 증상을 보여 방사선 검사도중 호흡마비 발생하여 사망함(추후 부검시 제 3 경추 방출성 골절로 인한 척수손상으로 호흡부전이 발생하여 사망한 것으로 판명됨)

예2) 상완골 간부 골절로 내원한 환자가 수상 직후에는 없었던 요골신경 마비 증상이 골절 도수정복 및 부목고정 후에 요골신경 마비 증상이 발생하여 수술후 2년이 경과한 상태에도 회복이 안되어 의료사고로 재판이 진행됨

3. 수상부위 원위부의 순환 여부 검사

열상이나 찔린상처, 혹은 개방성 골절이나 폐쇄성 골절 모두 수상부

위의 원위부에 순환이 제대로 이루어지는지 면밀히 관찰하여야 하고, 순환이 제대로 이루어지지 않을 경우 빠른 시간내에 혈관 조영술 등을 시행하여 원인을 찾아야 한다.

예) 대퇴 중앙부에 칼에 의하여 약 3 cm 가량의 찔린상처를 주소로 응급실로 내원한 환자가 원위부의 신경 증상이 정상 소견을 보이나 매우 심한 통증을 호소하여 마약성 진통제만 투여하고 있다가 내원 1일 후에 발가락 부위가 검게 변화를 하는 등 순환 장애가 발견되어 검사한 혈관 조영술에서 대퇴동맥 파열이 진단되어 우측 대퇴 절단술을 시행하였음

4. 응급실에서의 통증 조절

응급실에 내원한 환자는 특히 환자가 본인의 신체가 상해부위를 직접 보거나(예: 팔다리가 휘어있거나 상처에서 피가 뿜어 나오는 것을 보는 등) 주위 사람중 본인과 같이 다쳐서 심한 장해가 남은 것을 본 적이 있는 사람은 응급실 내원시부터 매우 심한 통증을 호소하고 불안한 증상을 보인다. 이때 환자의 꾀병 등으로 치부하고 초기에 적절한 통증관리를 못하거나 방치할 경우 극도의 자율신경계 흥분으로 이어져 수상 부위가 다 아물어도 극심한 통증이 지속되는 복합통증 증후군으로 발전할 수 있으므로 초기 통증관리가 아주 중요함

5. 열상 등 개방창의 경우 보이는 것만 믿지 마라.

특히 유리에 의한 수상이나 칼에 찔린 경우에는 보이는 상처는 작아도 신경이나 혈관 손상의 경우가 흔하므로 반드시 일차 봉합을 피하고 가급적 수술실에서 수술을 통하여 신경이나 혈관의 이상 유무를 확인하도록 권유한다. 건 손상이나 근 손상이 있는 경우에는 부목 고정을 통하여 파열된 부위 근위단이 더 위로 딸려 올라가는 것을 막도록하고, 열상 부위는 생리 식염수를 이용한 wet gauze를 통하여 압박 dressing을 한다.

1. 척추부위 골절-탈구

1) 방사선 검사

척추 골절이나 탈구가 의심되는 환자의 경우 환자 이송이나 검사시 환자의 움직임을 최소화하여야 한다. 따라서 방사선 검사시에도 해당 부위의 AP & lateral 검사의 order를 내는 것이 아니라 AP & trans-lateral view 검사를 의뢰하여 환자가 옆으로 움직이는 것이 아닌 casette와 방사선 튜브를 움직여 검사하도록 한다. 또, 단순방사선 검사에서 골절-탈구가 의심되거나 진단된 경우 CT 검사를 시행하여 골절의 안정성 여부 및 신경관내 골편 감입 등을 검사하여야 한다. 경추부 굴곡-신전 손상이나 축성 압박 손상의 경우 C0-C1, C1-C2사이의 병변을 확인하기 위하여 open mouth view를 반드시 찍어야 하고 임상적으로나 방사선적으로 C0- C2 사이의 병변이 의심될 경우에는 CT와 MRI의 추가 검사를 반드시 시행하여야 한다.

2) 일반적 처치시 주의사항

환자의 움직임을 최소화하고 신경검사를 마친 후 Foley catheter를 삽입하고 쿠션이 있는 침대 보다는 hardboard를 깔은 침대에서 절대 침상 안정을 취하도록하고 최소 19G 이상의 needle을 이용하여 IV route를 확보한 상태에서 vital sign 과 신경증상의 변화 여부를 면밀히 추적 관찰한다.

2. 견관절 주위 골절-탈구

1) 방사선 검사

가급적 양측을 동시에 찍어 정상인 측과 비교하여 이상 유무를 판정하는 것이 좋다. 쇄골부위나 어깨가 아프다고하여 한쪽만 찍고 골절이 없다고 그냥 보내는 경우가 있는데 반대쪽과 동시에 찍어 견봉-쇄골 관절과 견봉-오구돌기 관절의 간격도 살펴 이상 유무를 확인하여야 한다.

2) 일반적 처치시 주의사항

견관절 탈구의 경우 대부분이 전방탈구이므로 충분한 pain control 후 환자를 엎드리게 하고 Stimpson method를 이용하여 정복을 하고 정복 전에 정복이 안되면 마취하에 정복을 시행하여야 함을 환자 및 보호자에게 주지시키고 정복을 시행한다. 쇄골 골절의 경우 통상 8자붕대 고정을 시행하게 되는데 오구돌기 외측의 쇄골 외측단 골절에서는 8자붕대 고정보다 벨포 고정을 시행하는 것이 좋다.

3. 주관절 주위 골절-탈구

1) 방사선 검사

주관절부의 골절이 있는 경우, 특히 요-척골 골절이 있는 경우에는 해당 골의 전장 촬영을 요한다. 척골 골절과 함께 주관절부나 완관절부에서 요골이 탈구되는 경우가 종종 있으므로 놓치지 않도록 전장 촬영을 통해 확인하고 이상이 있으면 압통 유무도 확인하여야 한다. 또, 소아 환자의 경우에는 반드시 양측을 동시에 찍어서 성장판 손상 유무, 상완골 원위부의 fat pad 두께를 통한 주관절 손상 유무 확인, 요골두의 전방 아탈구 유무를 함께 확인하여야 한다.

2) 일반적 처치시 주의사항

대부분 중립위로 장상지 석고부목 고정을 시행하는 것이 원칙이다. 수상 부위와 손상 기전, 골절-탈구 유형에 따라 석고부목 고정의 위치가 바뀔 수 있으나 이는 정형외과 전문 분야에서 이루어져야 할 처치이고 응급실내에서는 중립위 고정만으로도 추가의 손상을 대부분 예방할 수 있다. 그리고 부목 고정을 한 후 환자의 원위부 신경검사와 혈액 순환 검사는 잊지 말아야 한다.

4. 수관절 주위 골절-탈구

1) 방사선 검사

주관절 주위 손상 시와 유사하다. 단 수지 절단시 절단되어 떨어진 부위를 방사선 검사시 절단단으로부터 약 1~2 cm 떨어진 위치에 놓고 검사하면 수술시에 도움이 많이 되므로 함께 찍도록 한다.

2) 일반적 처치시 주의사항

원위 요골 골절의 경우 단상지 석고부목 고정을 피하고 sugar tong splint를 통해 골절의 전후면에 안정성을 주도록하고 주상골 골절의 경우에는 thumb spica long arm splint를 대도록 한다. 기타 수근골 골절이 의심되는 경우에는 확진을 위하여 CT 검사를 시행하는 것이 좋다.

*** 절단 환자에서 절단 부위의 응급처치**

절단 부위는 생리식염수로 깨끗이 세척하고 다량의 guaze를 이용하여 환부를 싸고 충분한 양의 roll-cotton으로 싼후 압박붕대를 고정하여 환부에 직접 압박이 가해지지 않은 상태에서 순환이 어느 정도 되도록 한 후 coaptation splint로 고정을 시행한다. 절단되어 떨어져 나간 부위는 생리식염수로 깨끗하게 세척한 후에 wet guaze(너무 축축하게 하여 피부가 불지 않을 정도로 식염수를 짜내어 wet gauze를 만든다)로 싸고, 다시 dry gauze로 싼 다음 소독포를 이용하여 재차 밀봉한 후 비닐재질의 포장으로 싼 다음 냉장보관을 하다 수술을 들어가게 한다.

5. 골반 골절

1) 방사선 검사

척추 골절에서와 마찬가지로 환자의 움직임을 최소화 한 상태에서 방사선 검사가 이루어지도록 Pelvis AP, Pelvic inlet-outlet view를 의뢰하고, 골반 골절이 진단되면, 후방구조물(천골과 천장관절)의 이상 유무를 확인하기 위하여 골반 CT 검사를 시행한다.

2) 일반적 처치시 주의사항

골반 골절시 약 2000~3000 cc 가량의 출혈이 발생할 수 있으므로 최초 내원시에 저혈증의 소견이 없어도 3~6시간 후에 CBC를 재차 검사하여 저혈증 유무를 확인하여야 하며, 저혈증이 확인되면 정도에 따라 수혈을 하여야 한다. 치골부위의 골절의 경우 요도 손상을 동반하는 경우가 있으므로 조심스럽게 Foley catheter를 삽입하도록 하고 절대 침상 안정을 시행하도록 하며, 간호사들에게 vital sign check에 주의를 기울일 것을 지시하여야 한다.

6. 고관절 주위 골절 - 탈구

1) 방사선 검사

고관절 주위 골절 중 비전위성 대퇴골 경부 골절의 경우 응급실이나 1차 의료기관에서 진단을 내리지 못하여 의료재판으로 이어지는 경우가 종종 있으므로 고관절부 통증과 운동제한을 보이나 방사선 검사상 뚜렷한 골절 소견이 보이지 않을 경우 사진을 확대하여 대퇴골두부터 전자부로 이어지는 골소주선(trabeculae line)을 잘 관찰하여 골소주선의 끊어짐이 관찰되면 환자 및 보호자에게 CT나 MRI 등을 통해 확진검사를 시행할 것을 권유하여야 한다.

2) 일반적 처치시 주의사항

고관절 탈구의 경우 정복을 시행해본 경험이 없는 경우에는 섣불리 시도하지 않도록 하고 정복을 시도할 시에는 반드시 여러 명이 참여하여 환자의 고정을 도와야 하고 정복이 이루어지지 않는 경우가 흔하므로 환자 및 보호자에게 한두차례 정복 후 성공하지 못하면 마취하에 정복하여야 함을 주지시키도록 한다.

고관절 주위 골절의 경우에는 대부분 고령 환자에서 발생하므로 수술 이전에 쉽게 욕창이 발생할 수 있어 엉덩이 부위가 압박되는 부목고정보다는 대퇴부 이하의 피부 견인으로 골절부에 안정을 도모하도록 하고 고령에 따른 다른 내과적 질환이나 영양상태를 면밀하게 진찰하여야 한다.

7. 슬관절 주위 골절 - 탈구

1) 방사선 검사

인대 손상이 가장 흔한 관절부위로 단순방사선 검사상에는 이상이 없어도 부종과 관절내 삼출, 그리고 관절운동제한이 있는 경우에는 MRI 검사를 의뢰하여야 한다.

2) 일반적 처치시 주의사항

단순방사선 검사상에 이상이 없어도 슬부에 심한 부종과 통증을 동반한 경우 석고부목 고정을 시행하는 것이 추가의 인대 손상을 예방하고 통증 호전에 도움이 된다. 그리고 관절내 삼출이 심한 경우에는 관절 천자를 시행하여 관절내에 피가 고였는지를 확인하고 슬혈증일 경우 혈액에 지방이 떠 있으면 관절내 골절이 동반되어 있다는 것을 의미하므로 골절에 대한 검사를 추가로 하여야 한다.

슬관절 주위에 대한 처치 전 후 특히 장하지 석고부목 고정시에 비골두를 돌아나가는 비골신경이 압박되어 비골신경 부전마비가 오는 경우가 종종 있으므로 부목이 비골두 부위를 압박하지 않도록 고정하여야 하며, 부목 고정 후 신경 이상 유무를 반드시 확인하여야 한다.

슬관절 탈구나 관절주위 골절(특히 대퇴골 원위 과상부 골절)의 경우 슬와부에서 혈관 손상이나 신경 손상을 동반하는 경우가 있으므로 이에 대한 주의를 하여야 하며 의심이 되는 경우에는 혈관조영술을 응급으로 시행하여야 한다.

8. 족관절 및 족부 주위 골절 - 탈구

1) 방사선 검사

수부와 같이 족근 골절의 경우 단순방사선 검사에서 골절이 진단되지 않는 경우가 있으므로 족부 부종이 심한 경우에는 CT 검사를 시행하는 것이 유용하며, 경골골절이나 족관절 골절의 경우 골의 정상 길이나 관절의 정상 형태 등을 관찰하여 추 후 수술시 정상적 정복을 시행하는데 도움이 되도록 정상측도 함께 방사선 검사를 해두는 것이 좋다.

특히, 종골골절이나 거골 골절의 경우에는 CT 검사를 시행하여야 하며, 종골골절의 경우 추락에 의한 사고로 인하여 발병하는 것이 대부분이므로 추락사고인 경우 흉-요추부 손상이 동반되는 경우가 흔하므로 흉-요추부도 포함하여 방사선 검사를 시행하여야 한다.

2) 일반적 처치시 주의사항

하퇴나 족관절 주위 골절의 경우 수상 직후부터 부종이 심하게 진행되므로 조기에 검사를 마치고 부목고정(장하지 석고부목 고정이 좋음)을 시행하여 골절부에 안정을 도모하도록 한다. 그리고 환자 및 보호자에게 부종이 악화될 수 있으므로 본인의 심장보다 더 높게 수상부위를 올려놓도록 하고 수상 부위에 얼음찜질을 하도록 하여야 한다.

족부 골절-탈구 손상이나 압궤상의 경우 피부 괴사가 일어날 수 있으므로 주의하여야 한다.

Chapter 1

견관절(Shoulder Joint)

1. 견관절 탈구(Shoulder Dislocation)

1) 단순촬영 요점 설명

외상성 견관절 탈구(traumatic disloation of shoulder)는 전방, 하방, 후방으로 생긴 3가지 형이 있는데 가장 많은 것이 전방탈구(97%)로 오구돌기 아래로 전위되는 오구돌기하 탈구(subcoracoid dislocation)이다.

(1) 전방탈구 : 상완골두가 오구돌구 아래쪽 앞쪽과 내측으로 전위되어 일어난다.

(2) 하방탈구 : 상완골두가 관절와(glenoid fossa)아래쪽에 붙은 형태로 상완골이 외전(abduction)된다. 상완골두 바깥쪽 압력에 의해 관절와 하방 가장자리(glenoid inferior rim)가 결손된 것이 기전이다. 드문 형태로 재발성 탈구의 원인이 된다.

(3) 후방탈구 : 상완골두 환상이고 상완골두와 관절와 사이에 평행이 없어지는데 대부분 전기적 쇼크등에 의해 근육 경련 일으킨다.

탈구와 합병하여 상완골 대결절의 분리골절 혹은 견갑골 관절와 골절이 많이 생긴다. 관절와 가장자리 골근은 전방하부에서 잘생기고 습관성 견관절 탈구의 원인이 된다. 상체를 뒤로 제쳐서 쓰러지거나 팔을 지나치게 바깥쪽으로 틀어올릴때(외전) 생긴다. 전방탈구에 의해 상완골 골두 후외측 바깥쪽 부위가 견갑골 구개와 충돌하면 상완골 후외측에서 골 결손

(Hill Sachs lesion)이 생기고 전방관절면이 구개 가장자리에서 분리된다. Hill Sachs 병변은 골절을 의심하면 전후촬영 내회전(internal rotation)에서 잘 관찰할 수 있다.

2) 습관성 견관절 탈구(recurrent dislocation of the shoulder)

두번째로 빈도가 높고 전방탈구이다.

습관성 견관절탈구는 외상 때 생긴 관절와 앞쪽 가장자리의 관절구나 Bankart 병변 및 상완골두 외후측 부위의 골절에 의한 골 결손(Hill Sachs lesion)이 주원인이 되어 발생(그림 1-1, 2)되며 선천적인 관절와의 형태 이상, 형성부전으로 유발되기 쉽다. 탈구가 반복되어 상완골두 뒤 외측부위의 골 결손이 커지면 어깨 관절을 가볍게 외측으로 돌리거나 틀어도 관절와의 앞쪽 가장자리가 쉽게 뼈 결손 부위로 빠져 들어서 두각이 앞쪽으로 탈구된다.

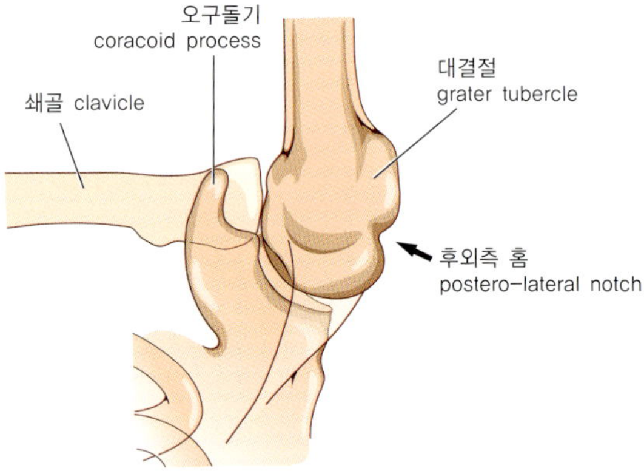

스트라이커씨 촬영방법 :
반듯이 누운자세로 검사받은 쪽의 어깨 관절을 90° 구부리고
손은 이마에 댄다.
내전과 외전의 자세는 0° 가 되게 하고 X-선 중심은 머리방향으로
30° 기울이고 액와부를 향해 입사한다.

그림 1-1. 스트라이커씨 법으로 촬영한 습관성 견관절 탈구의 후외측 홈(posterolateral notch)

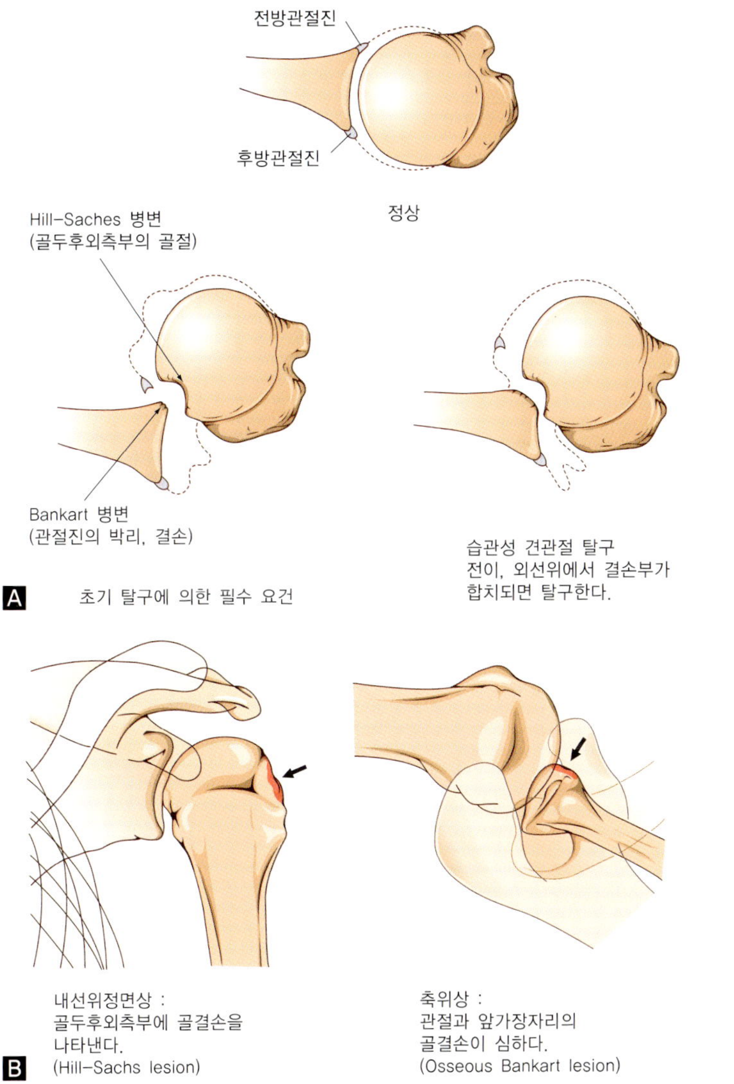

그림 1-2. Bankart 병변과 Hill-Sachs 병변. A. 습관성 견관절 탈구의 발생순서 B. 습관성 견관절 탈구의 X-선 소견

증례 1. 외상성 전방 견관절 탈구(Bankart 병변)

- 주소 · 병력 : 20세 여자환자. 버스에서 넘어져 우측 어깨 동통
- 수술소견(Bankart 병변) : 관절와 가장자리(glenoid rim)으로 부터 하방관절 상완인대(inferior glenohumeral ligament), 관절순 복합체(labrum complex)의 박리(avulsion). 도수정복 후 퇴원
- 영상소견 : 자기공명촬영상 FLWI 관상필름에서 하방 관절와순이 정상과 비교해 어긋나 있으면서 고신호강도로 보이고 축상 필름에서도 등, 고신호강도로 보인다.

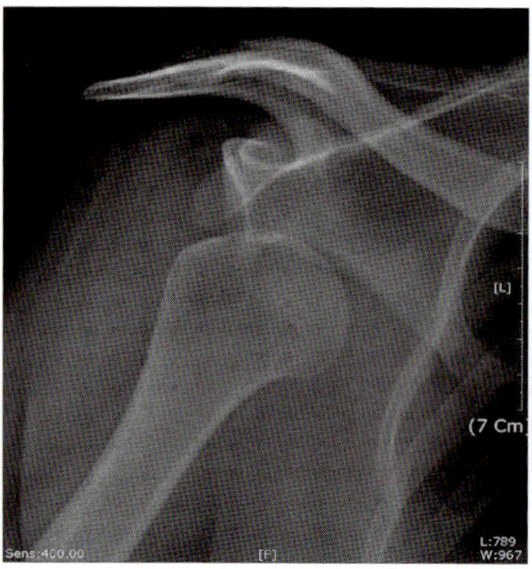

견관절탈구

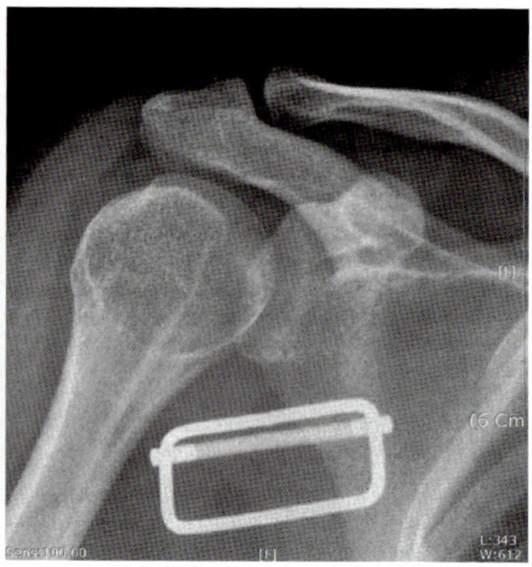

도수 정복 후

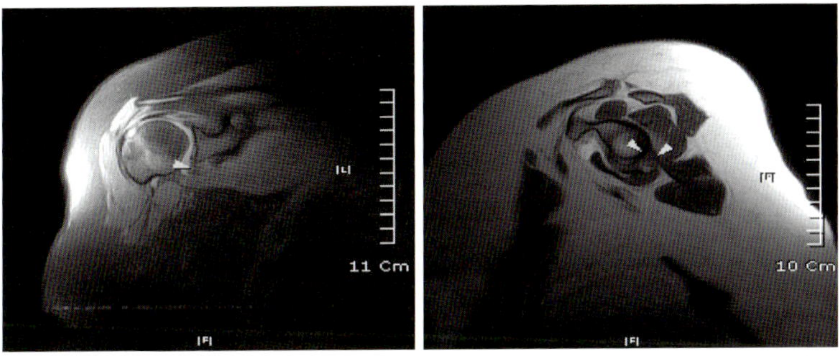

하방관절와순과 하관절 상완인대 파열

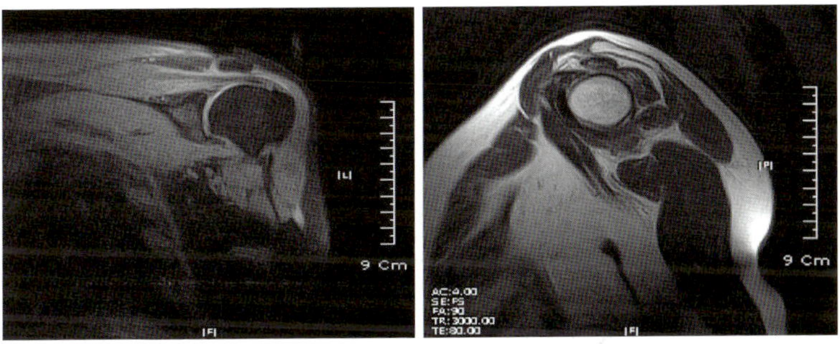

하방관절와순과 하관절 상완인대 정상

증례 2. 외상성 견관절 탈구(Hill Sachs 병변)

- 주소·병력 : 17세 남자환자가 친구들에게 맞아 좌측 견관절 탈구
- 영상진단 특징 : Hill Sachs 병변 즉 상완골 후외측의 골 결손은 정상에서도 상완골 후외측이 납작하게 보이는데 감별점은 정상에서는 오구돌기(coracoid process)아래에서 보이고 Hill Sachs 병변은 오구돌기 위쪽에서 보인다. 자기공명상에서 상완골 후외측으로 혼합신호, 저신호강도의 골결손상이 보인다.

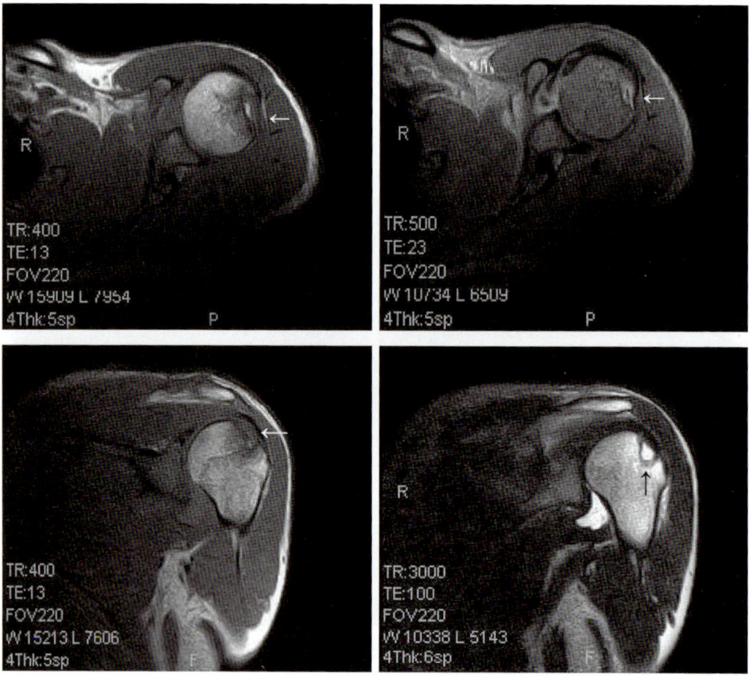

상완골 후외측구역 골절

TIP

상완골이 정상적으로 납작해진 것과 Hill Sachs 병변의 감별은 소원근(teres minor tendon)부착부위 바로 근위부가 납작하게 보이는데 근위 상완골두에서 2 cm 이상 아래쪽에 위치하고, Hill sachs 병변은 1.2 cm 아래에 위치한다. 오구돌기 부위 위쪽 혹은 상완골두의 함몰은 Hill sachs 병변을 의심하고 특히 골수 부종 소견 있으면 확실하다.

3) 응급실에서 견관절 탈구의 도수 정복 방법

(1) 스팀손씨 방법(Stimpson method)

가장 안전하고 널리 쓰이는 방법으로 환자를 침상가에 복와위(prone position)로 하여 탈구된 상지를 침상 아래로 떨구어 놓은 후, 약 3 kg 의 추를 수근관절부위에 매달아 놓으면 약 20분 정도 후 정복된다(환자가 긴장을 풀도록 하여 추를 잡아 당기고 있지 않도록 해야 효과적인 정복을 기대할 수 있다).

(2) 히포크라테스 방법(Hippocrates method)

환자를 침상가에 앙와위(supine postion)로 눕히고 탈구된 상지를 견인하여 잡아 당기면서 액와부를 고정한다.

(3) 견인-대항견인 방법(Traction-Countertraction method)

앙와위에서 보조시술자가 긴 포를 이용해서 환자의 몸통을 고정시키고 시술자는 탈구된 팔을 잡고 견인하여 정복하는 방법

2. 상완골 대결절 골절(Grater Tuberosity Fracture of Humerus)

1) 요점정리

(1) 상완골 대결절 골절은 종종 전방탈구 후에 성인에게서 일어난다(증례 1).

(2) 대결절 골절은 종종 연골면을 포함하며 전위가 없거나 경미하다

(3) 일반 x-ray 상 상완골 골절은 다음 군으로 분류한다

① 제1군 : 전위없이 어떤 해부학적 위치에 온다.

② 제2군 : 해부학적 경부 침범(anatomical neck)

③ 제3군 : 외과적 경부 침범(surgical neck, 증례 2, 3)

④ 제4군 : 전위 동반되거나 동반되지 않거나 대결절에 골절이 온다(증례 4).

2) 영상진단 특징

(1) 일반 X-ray 소견 : 선상골절은 잘 안보이는 경우가 많다(증례1). 상완골 대결절 부위는 전후 촬영상 약간 외선위에서 촬영이 좋고 내선위 전후 촬영은 습관성 견관절 탈구에서 볼 수 있는 Hill Sachs 병변을 관찰하는데 좋다.

(2) 자기공명촬영 소견 :

① T2WI 혼합신호강도, T1WI 저신호강도가 골절된 곳에 보이고 피질 끊김이 보인다(증례 5).

② 골절선이 저신호강도로 보인다.

증례 1. 상완골 대결절 골절에 견관절 탈구(grade IV)

- 주소·병력 : 72세 여자환자
- 요점 : 외상성견관절탈구{(전방오구돌기(anterior coronoid process)} 아래로 탈구, 대결절분리 골절, 관절와(glenoid cavity)가장자리의 골근은 전방하부에 잘 생기고 습관성탈구 원인이 된다.
- 영상소견 : 대결절 골절에 골편이 보이고 전방 오구돌기 아래로 탈구됨을 볼 수 있다.

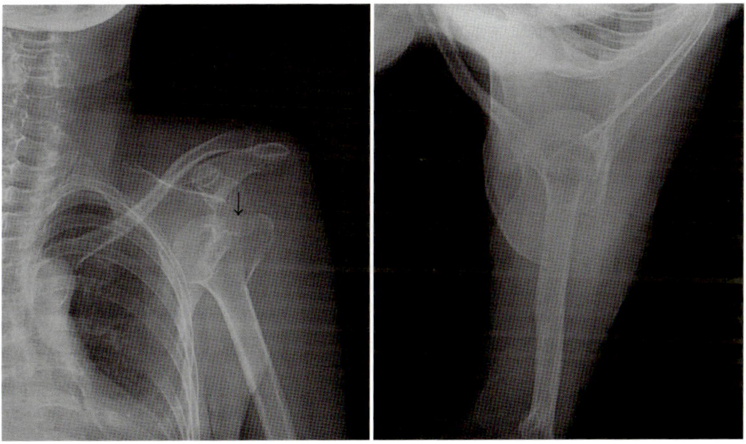

좌측 외상성 견관절탈구, 대결절 골절

증례 2. 전위 동반치 않은 외과적 경부 골절(grade III)

- 주소·병력 : 73세 여자환자가 빗길에 넘어져 좌측 견관절 동통을 주소로 내원
- 영상소견 : 일반 X-ray 사진상 대퇴경부 골절이 전위없이 외과적 경부부위에만 보인다.

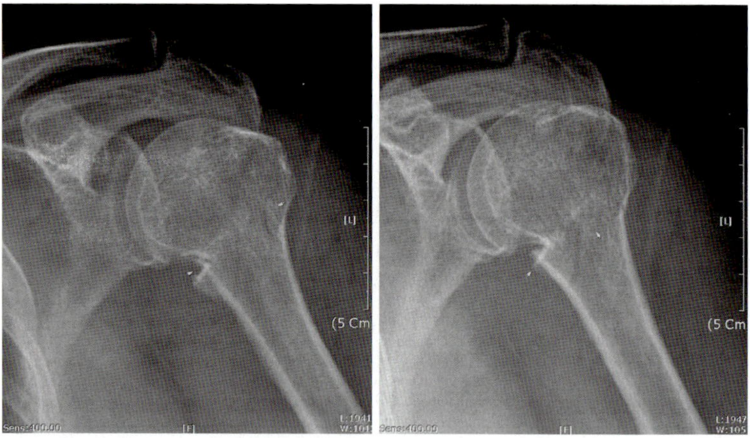

좌측 상완골 외과적 경부 골절

증례 3. 제3군 전위 동반치 않은 외과적 경부 골절

- 주소 병력 : 11세 여자환자
- 진단 : 좌측 상완골 상부 골절
- 영상소견 : 좌측 상완골 외과적경부에 골절이 보인다.

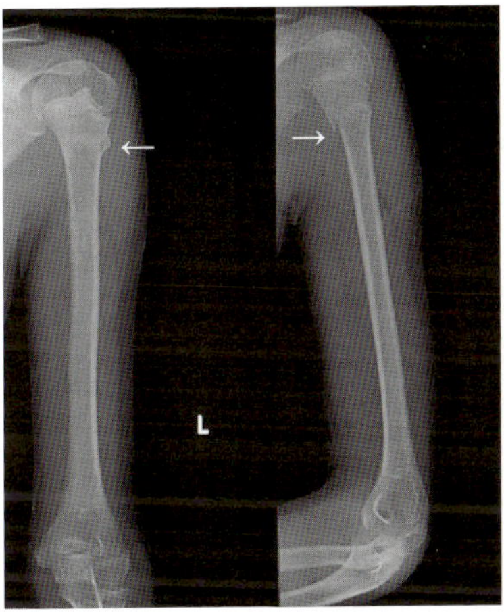

상완골 외과적 경부 골절

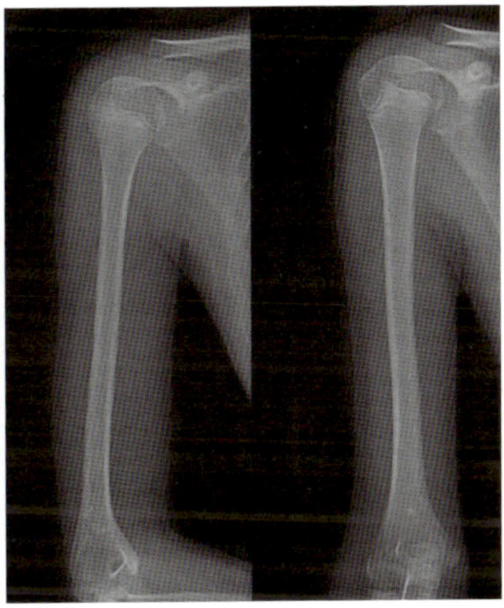

정상 우측

증례 4. 제 4군 전위 동반되지 않은 대결절 골절

- 주소·병력 : 69세 남자환자
- 진단 : 우측상완골 대결절 골절
- 영상소견 : 우측상완골 대결절 부위와 해부학적 경부부위에 피질끊긴 골절이 보인다.

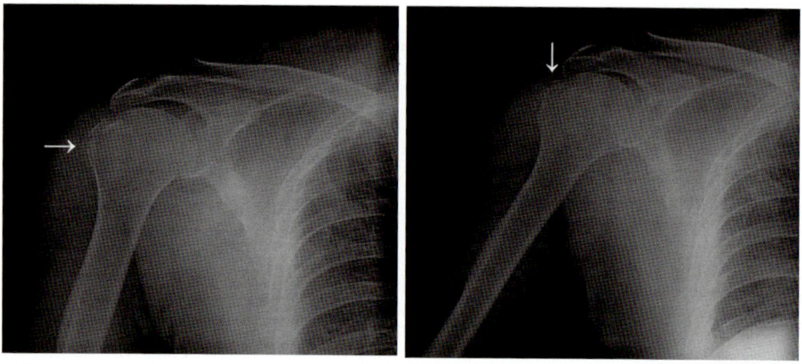

우측 상완골 대결절 골절

증례 5. 상완골 대결절부 골절

- 주소병력 : 36세 남자환자. 자전거 타고 가다 승용차와 추돌, 좌측 견갑부위 동통
- 진단 : 좌측 상완골 대결절부 골절
- 영상진단 :

  일반 X-ray 상 상완골 대결절 부위에 피질 끊긴양 음영과 희미한 방사선투과성 음영, CT 필름상 피질 끊김양 음영이 보인다.

  자기공명촬영상 상완골 대결절부위 피질이 확실히 불연속성을 보이고 대결절 골수부위에 T1WI에서 저신호강도, FLWI에서 고신호, 혼합신호강도를 보인다.

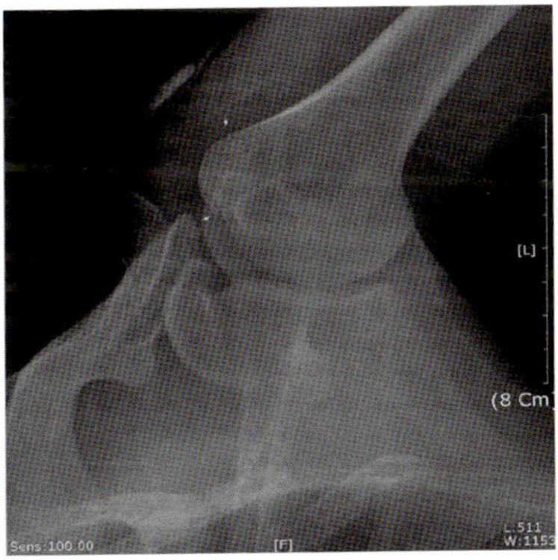

내원당시 일반 x-ray 필름

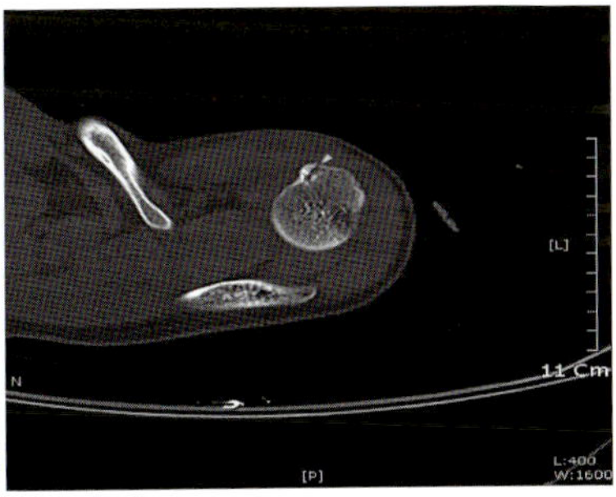

내원당시 CT 필름

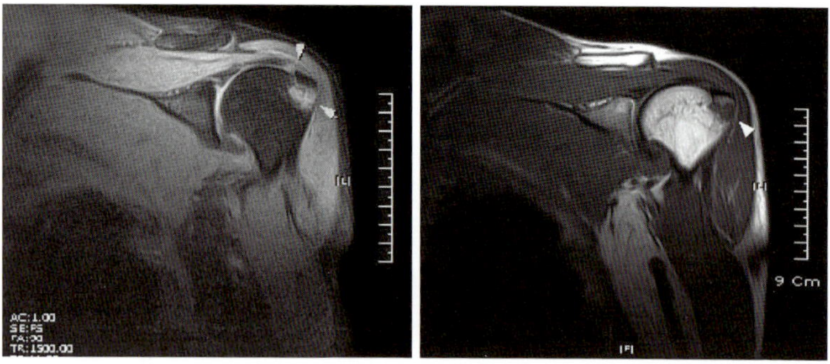

상완골 대결절 골절

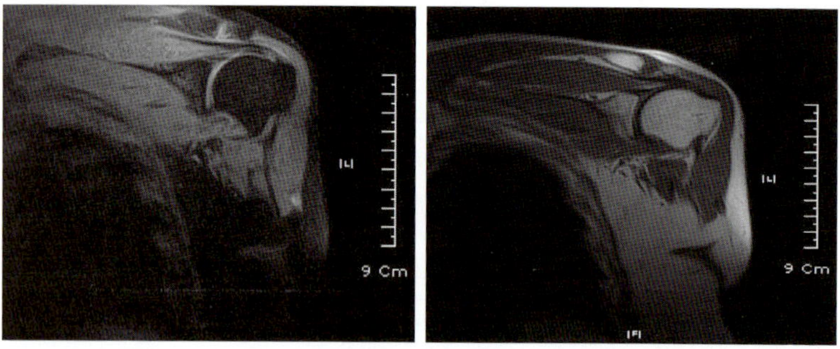

상완골 대결절 정상

3) 임상치료

근위부 골절은 골다공증이 있는 노인, 특히 여자 에게서 잘 발생 하며 대개 외과적 경부에서 골절이 일어난다. 골절 분류는 Neer 분류법 을 쓰는데 치료 방식을 결정 하는데 유용 하다. 이 방법은 골절편을 해부학적 경부, 대결절(grater tuberosity), 소결절, 외과적 경부에 따라 나눈 후 45도 이상 각 형성 이나 1 cm 이상의 전위가 있는 경우 만을 독립된 골편으로 세어 그 숫자에 따라 분류한다. 치료는 골절편의 수, 환자의 상태, 동반된 탈구 등을 고려 하여 선택한다. 또한 견관절은 지나치게 오래 고정할 경우 관절 운동의 제한이 올 수 있기 때문에 조기 운동이 필요함을 염두에 두어야 한다.

3. 극상건파열(Supraspinatus Tendon Rupture)

1) 극상건 파열(supraspinatus tendon rupture)

(1) 영상진단 특징

① 극상건의 저신호강도 부분이 완전 파열된 부위에서 T2WI에서 FLWI에서 고신호강도로 보이는데 극상건의 파열부는 관절 혹은 점액낭(bursa)에 액체저류를 가지거나 육아조직으로 채워진다.

② 극상건 파열은 근위부 건의 다양한 퇴축과 퇴행성 변화 보이고 완전파열(full thick ness tear)의 만성 예에서 근육의 지방위축을 동반한다.

③ 견종하(subacromial) 혹은 오구돌기하(subcoracoid)점액낭에 액체저류를 동반 할 수도 있다.

④ 극상건 파열내 액체저류는 T2WI 혹은 FLWI(fat saturation fast spin echo)의 관상, 축상, 시상 부위에서 잘 보인다.

⑤ 불완전 파열시 건내 이상신호로 보이는데 건판 변성과 건판염 등의 감별이 곤란 할 때가 많다.

⑥ 단순 X-ray상에서는 견갑과 상박골두와의 사이가 좁아질 때가 있는데 특히 6 mm 이하에서는 건판이 끊어질 염려가 있다고 생각된다(정상 : 7~14 mm).

TIP

① 극상건 파열은 넘어질 때 어깨가 거상되는 반작용의 힘이 가해진 경우 발생

② 40대 이후 남성에 많고 건판의 퇴행성 병변을 기반으로 생긴다(대부분 impingement syndrom의 2차적 합병증으로 온다).

③ 건초염의 전구증상을 보이는데 대결절 부위의 심한 동통, 어깨관절 운동통, drop arm sign(수동적으로 외전된 상태에서 상체의 떠받힌 힘을 빼면 급작스레 팔이 아래로 떨어진 현상)

④ 가장손상 받기 쉬운 곳이 극상건의 대결절 부착 부위이다.

⑤ 회전건판(Rotator cuff)이란 것은 견갑골과 상완골을 연결하는 4개의 근{(견갑골의 견갑밑에서 시작된(전방)견갑하근subscapularis M, 극상와에서 시작된(상후방)극상근suprasinatus M, 극하와에서 시작되 후하방을 향하는 극하근infraspinatus M, 견갑골 외측 가장자리 상부에서 시작된 소원근teres minor M)}의 건부로 구성되어 견갑 상완관절의 안정성에 기여한다. 건판의 내측은 상박골로 뻗은 정지부위 부근에서 견관절낭과 붙고 외측면은 견봉하 점액낭으로 싸여 있어서 건판은 내측과 외측에 점액낭이 끼어져 있다.

⑥ 완전 파열시 수술을 원칙으로 한다.

증례 1. 극상건 완전파열(full-thickness tear, supraspinatus tendon)

- 주소. 병력 : 61세 남자환자. 2~3개월전 굴러 우측 견관절 동통
- 관절경소견 : 회전근개 전측에서 극상건 full thickeness 파열
- 영상소견 : 자기공명촬영 소견 : 관상촬영 T2WI에서 정상 저신호강도의 극상건이 완전 파열되어 끊긴면이 쥐꼬리 모양의 등, 고신호강도로 보이고 근위부 퇴축 양상과 끊긴부위와 견봉하 활액낭(subacromion bursa)에 고신호강도의 액체 저류가 보인다.

  시상촬영 T2WI에서 정상 극상건과 달리 건의 전후 폭이 가늘어지고 일부 고신호강도로 위아래가 통해 보이고 건내에도 여울성의 고신호강도 등이 보인다.

일반 X-ray 필름상 특별한 이상소견을 볼 수 없지만 오래된 경우에 극상건의 위축, 단축에 의해 골두가 위쪽으로 옮겨가 견갑과 상박골두와의 사이가 좁아질 때가 있고 특히 6 mm 이하에서는 극상건이 끊어질 가능성이 있다고 생각한다(정상 7~14 mm).

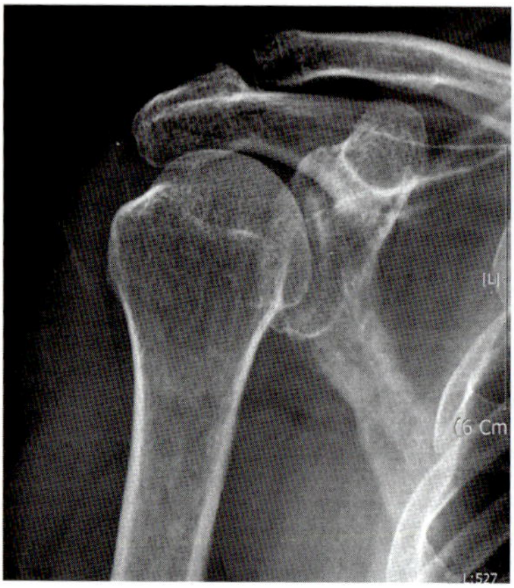

극상건 파열

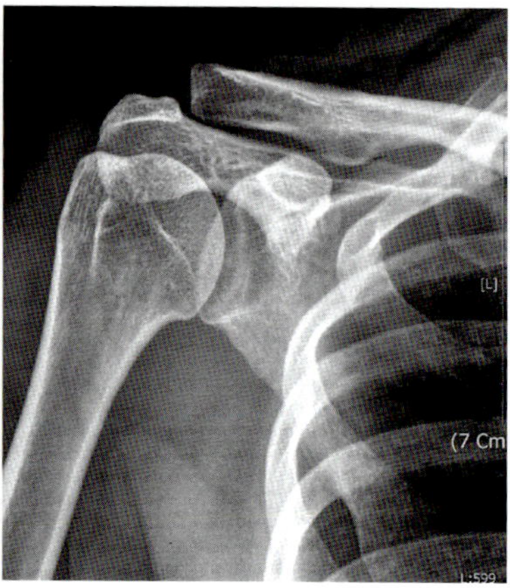

정상

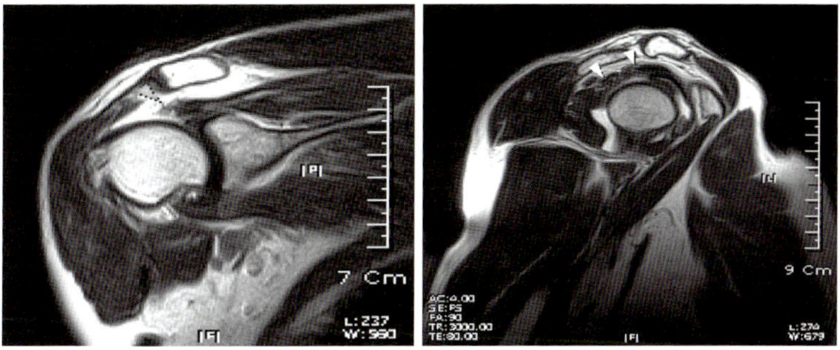
7 Cm
L:237
W:990
9 Cm
AC:4.00
SE:FS
FA:90
TR:3000.00
TE:80.00

극상건 완전파열

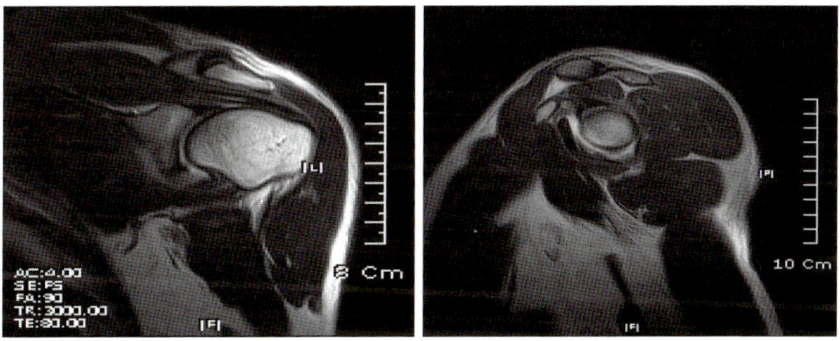
AC:4.00
SE:FS
FA:90
TR:3000.00
TE:80.00
8 Cm
10 Cm

정상

4. 석회침착성 건염(Calcified Tendonitis)과 극상건 부분파열 (Partial Rupture of Supraspinatus Tendon)

1) 석회참착성 건염(calcified tendonitis)

(1) 정의 : 석회 침착성 건염(calcified tendonitis)은 변성된 건판안에(특히 극상건 부위) 칼슘염이 침착하여 급격히 통증이 오는 질환이다.

(2) 증상 : 급성이고 심한 동통과 어깨관절 운동 제한, 국소열감, 부종 등이 온다.

(3) 원인 : 회전근개의 과다사용에 의한 퇴행성 변화. 회전근개 충돌(impingement)후 2차적 발생 혹은 급성 외상 콜라젠 혈관 질환들에서 발생

2) 영상진단 특징

(1) 일반 X-ray 진단 특징 : 극상건의 주행 상태와 일치하여 뚜렷한 석회화 상이 보인다.

(2) 자기공명 소견 특징

① FLWI에서 고신호강도로 보이고 건이 비후되고 불균질성(inhomogenous)보인다

② 석회성 침착 부위는 T1T2WI 에서 모두 저신호강도로 보인다.

증례 1. 석회침착성 건염(calcified tendonitis)

- 주소 병력 : 53세 여자환자. 우측 견갑부 동통으로 내원
- 관절경 수술 소견 : 석회화상 극상건염에 극상건 부분 파열로 석회화 물질제거와 부분 파열 부위를 연결해 주었다.
- 영상소견 : 일반 X-ray 필름상 상완골 대결절 극상건 부착부위에 석회화성 침착물이 보인다. 자기공명촬영소견에서 T2WI에서 극상건 부착부위가 폭이 넓어지고 희미한 등신호강도에 중심부에 좀 더 진한 저신호강도 보여 석회화 물질이다. T1WI에서는 등신호강도로 극상건 폭이 넓어진 것이 특징이다.

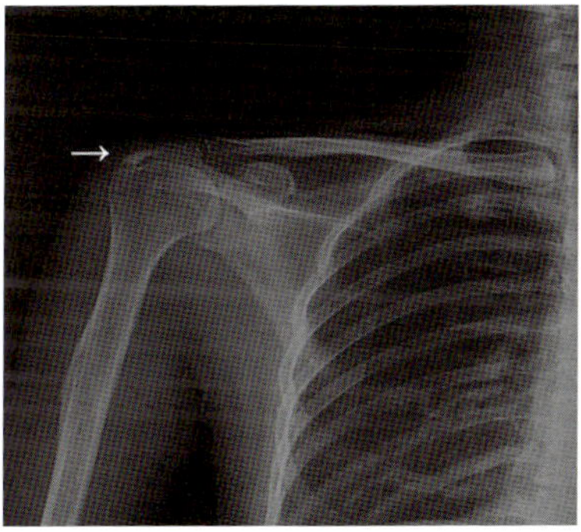

석회화침착

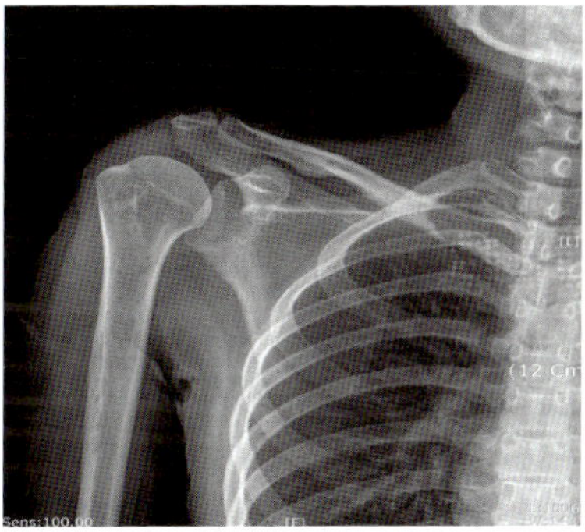

정상

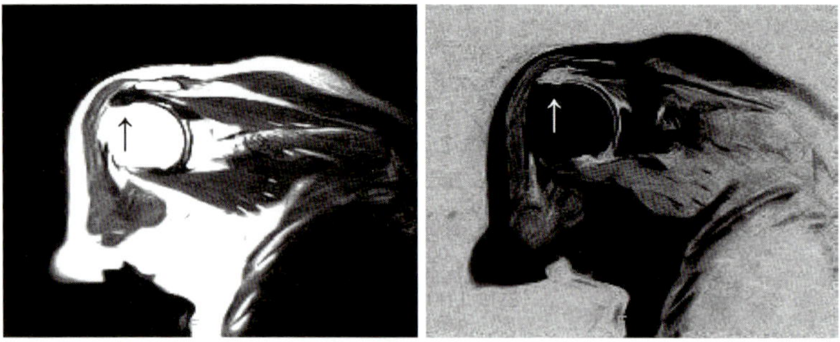

극상건 건초염

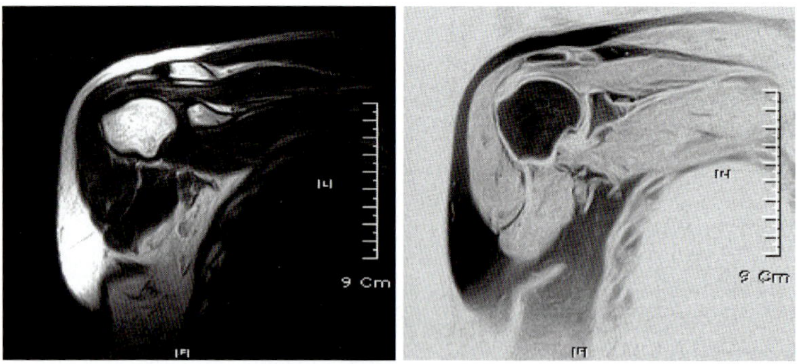

정상

5. 전상관잘와순파열(SLAP 병변)

전상과절와순 파열(SLAP 병변, superior labrum from anterior to posterior lesion) 영상진단 특징

1. 이두건(biceps tendon) 부착부위에 상관절와순내에 고신호강도(액체) 가 T2WI, FLWI에서 보인다.
2. 관절와순(labrum)이 상관절와 가장자리(superior glenohumeral rim)에서 떨어져 절편으로 보인다.
3. 상관절와순(superior labrum)아래쪽 와(recess)가 넓어지고 불규칙성으로 보인다.

TIP

① 대부분 외상 후에 오는데 운동 후 2차적으로 온다.
② 관절경 수술 소견을 보면 상관절순이 너덜너덜 혹은 파열되어 있다.
③ 현미경학적 소견을 보면 섬유연골성 퇴행성 변화를 보인다.
④ 임상증상
외상 후 환자 1/3에서 이두건에 준하는 증상을 보인다.
팔구부린 상태에서 힘을 주어 팔을 펼 때, 이두건과 관절순이 떨어져 나아간다(II형).
팔을 편 상태에서 떨어졌을 때, 이두건과 상관절순 모두 떨어져 나아간다(bucket handle 형, III and IV 형).
전방탈구 후 상태(Bankart 병변으로 V형)

증례 1. 전상관절와순 파열(SLAP 병변)

- 주소·병력 : 66세 여자환자. 두달전 버스전복 사고 후 견관절 동통
- 수술소견 : 이두건(biceps tendon)부착 부위에 상관절순(superior labrum) 후측으로 fibrillation되어 있으면서 상관절순 가장자리로 부터 떨어져 나아가 불안정을 보인 Schneider형 II 소견과 이두건 anchor 후측으로 impinge에 의한 충혈(congestion) 소견 보인다.
- 영상소견 : 자기공명관상촬영 FLWI에서 정상과 비교해 보면 상관절순이 관절와로 부터 분리되어 틈이 등신호, 고신호 강도로 보이고 관절와가 뭉퉁거려 둔각을 형성

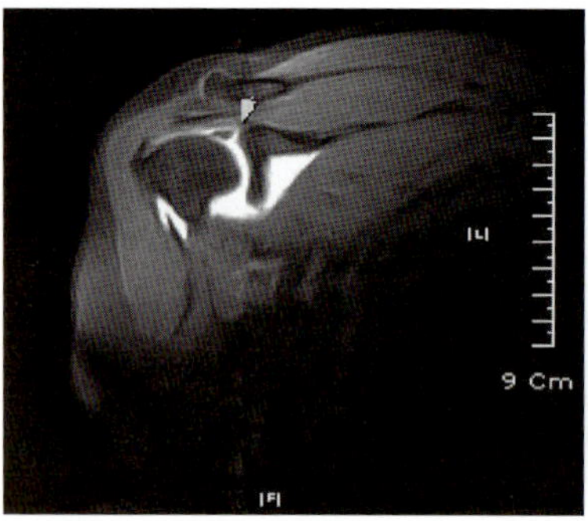

SLAP 병변 II.

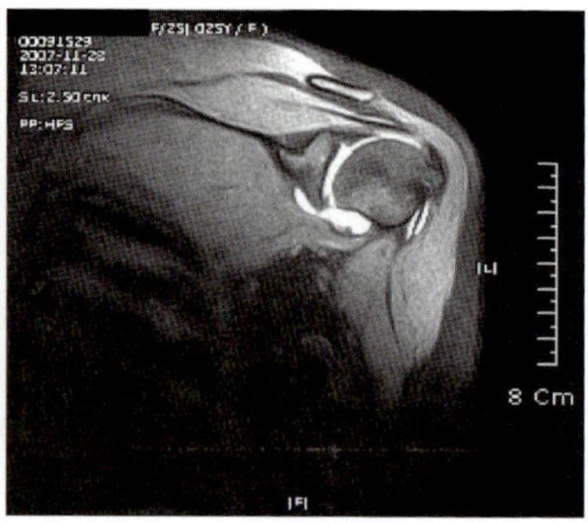

정상

6. 쇄골골절과 외상성견쇄관절 탈구(Clavicle Fracture and Traumatic Dislocation of the Acromio-clavicular Joint)

1) 요점정리

(1) 쇄골은 S자 모양으로 굽어있고 내측 2/3은 전방으로 볼록하고, 원위 1/3은 후방으로 볼록한 모양이고 내측끝은 흉골과 흉쇄관절 형성, 외측부분은 견봉(acromion)과 견쇄관절을 형성한다.

(2) 쇄골내측 1/3은 흉쇄유돌근(sternocleidomastoideus muscle)과 대흉근이 붙고 쇄골원위 1/3은 승모근(deltoid muscle)과 삼각근(triceps muscle)이 붙어 근위골편은 상부쪽으로 전위되고 원위 골편은 하측, 내측으로 끌려간다.

(3) 쇄골골절 부위는 내측1/3, 중앙1/3, 외측 1/3 분류되는데 이중에서 중앙1/3 골절 많다.

그 이유는

① 쇄골 중앙부에서 외측으로 만곡도가 크고 외력을 받았을 때 전단력이 집중되기 쉽다.

② 근육 인대에 의한 보강이 가장 적다.

③ 지름이 좁고 장축에 평행을 이루는 골량이 적다.

(4) 쇄골 외측단 골절의 분류(Neer, 그림 1-3)

(5) 견쇄관절은 쇄골의 원위단과 견봉의 내측 가장자리가 접해 있고, 그 사이에 섬유연골로 이루어진 disc가 위치해 있다.

(6) 견쇄관절 구성 인대

① 견쇄인대(acromioclavicular ligament), ② 오구쇄골인대(coracoclavicular ligament) : 견쇄인대는 견쇄관절의 수평 방향으로, 오구쇄골인대는 수직방향으로 안정성 유지

(7) 외상성 견쇄관절탈구(traumatic dislocation of the acromio-clavicular joint)

발생원인 : 상체를 하수직위 또는 가볍게 내전위 상태에서 넘어지면서 견봉끝이 땅에 부딪혔을 때 발생

촬영 : 똑바로 선 자세에서 촬영

분류 : Allmann의 grade I, II, III 분류(그림 1-4)

X-ray상 오구돌기 끝과 쇄골 하단면까지의 간격이 건강한 쪽과 비교해 40~50%커져 있으면 grad III 손상의 가능성 있다고 판단한다.

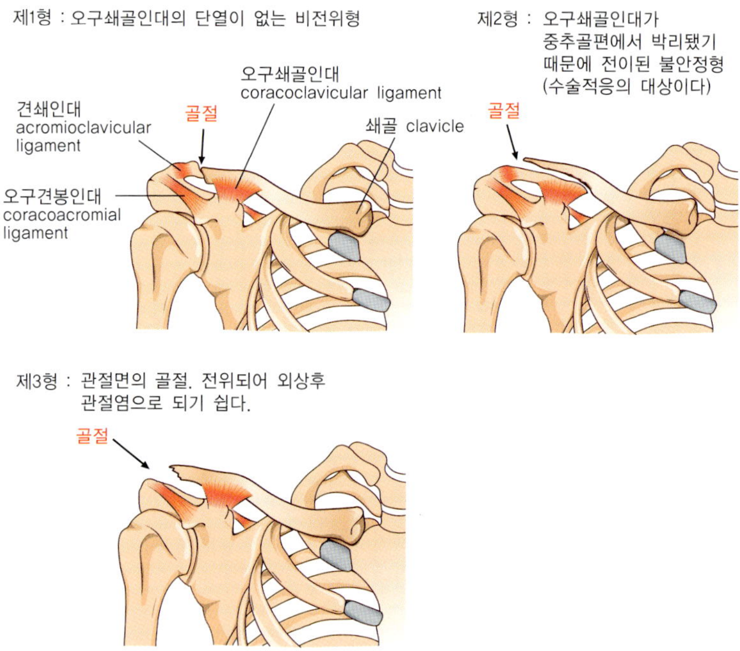

그림 1-3. 쇄골외측단 골절의 분류

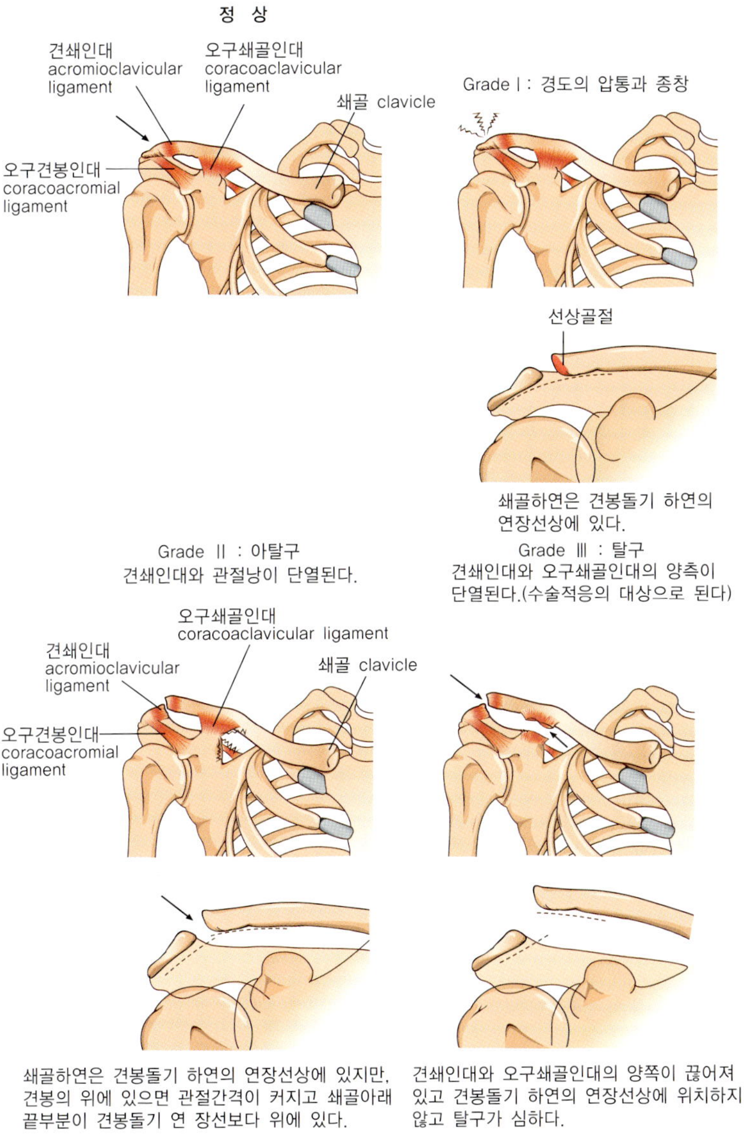

그림 1-4. 견쇄관절 손상 분류(Allmann)

증례 1. 우측 쇄골 원위부 골절

- 주소·병력 : 16세 남자환자가 오토바이 타고 가다 차량과 부딪혀 우측 견갑골 부위 동통을 호소
- 진단 : 우측쇄골 원위부 골절, 오구쇄골인대 파열없은 비전위형(Neer I 형)
- 영상소견 : 우측쇄골 원위부 피질 끊김양 음영이 CT필름에서 잘 보인다.

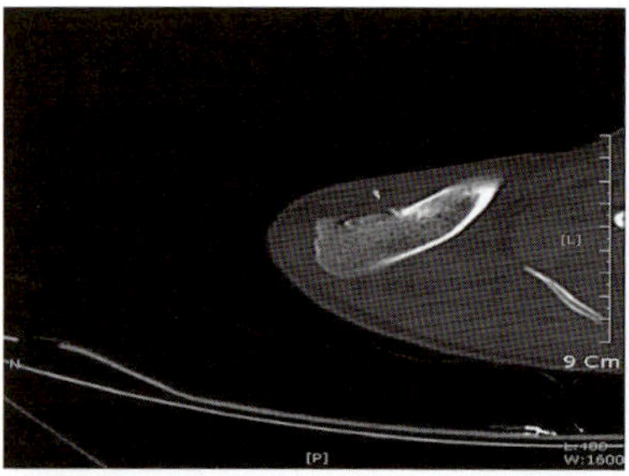

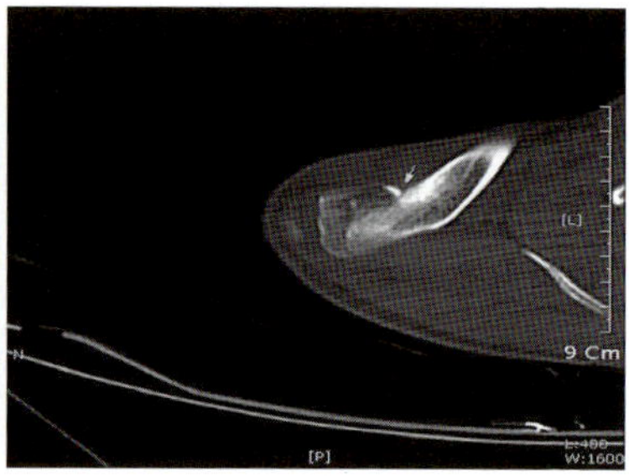

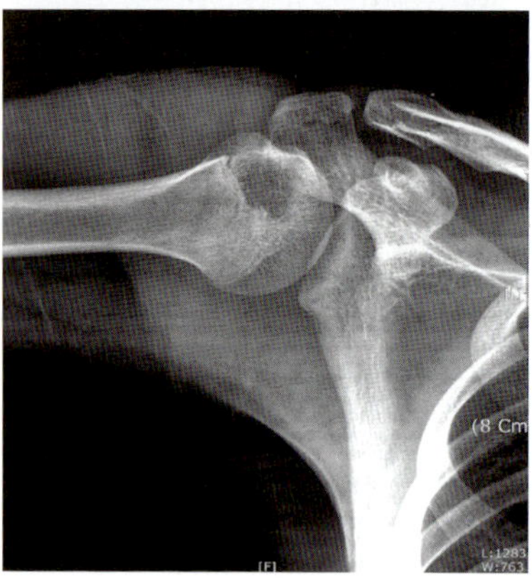

우측 쇄골 원위부골절

증례 2. 좌측 쇄골 골절

⊙ 영상소견 : 오구쇄골 인대부위의 좌측 쇄골의 골절이 보이고 정상 우측에 비해 오구쇄골 간격이 넓어져 일부 단열 가능성에 전위되어 있는 양상으로 Neer 분류 II형

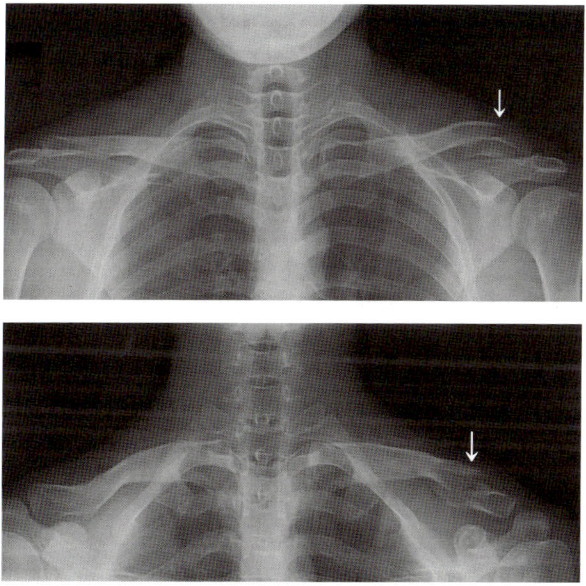

좌측쇄골골절, 오구쇄골 간격 넓어짐

증례 3. 우측 견쇄관절 넓어짐, Almann grade II

- 주소·병력 : 46세 남자환자가 1일 전 넘어져 내원
- 수술 : 우측 견봉쇄골 인대와 견봉오구돌기인대 파열된 곳 재건술 시행
- 영상소견 : 정상 좌측과 비교 우측 견쇄관절 간격이 넓어져 있으나 쇄골하연이 견봉돌기 하연의 연장선상에 있지만 견봉의 위에 위치하여 grade II.

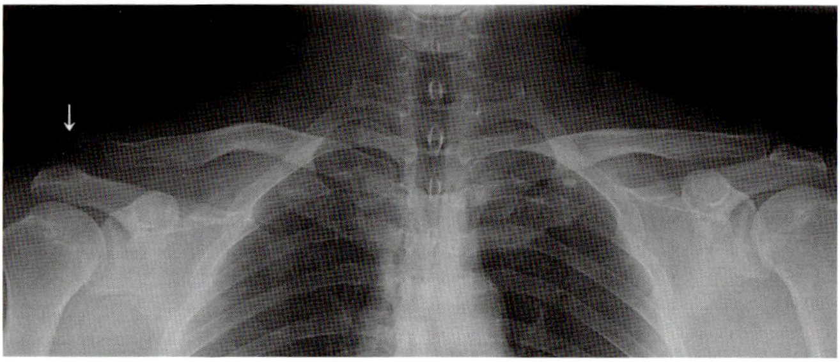

우측 견쇄관절 간격이 좌측에 비해 넓어짐

증례 4. 우측 견쇄관절 넓어짐, Almann grade III

- 주소·병력 : 57세 남자환자
- 수술 : 견봉쇄골인대 및 오구쇄골인대 파열로 견봉 쇄골, 오구쇄골 분리 심해 오구쇄골인대 재건술 시행
- 영상소견 : 우측 견쇄관절 간격이 좌측 건측에 비해 넓어지고 쇄골 하연이 견봉돌기하연의 연장선상에 있지 않고 탈구된 Almann분류 grade III에 해당

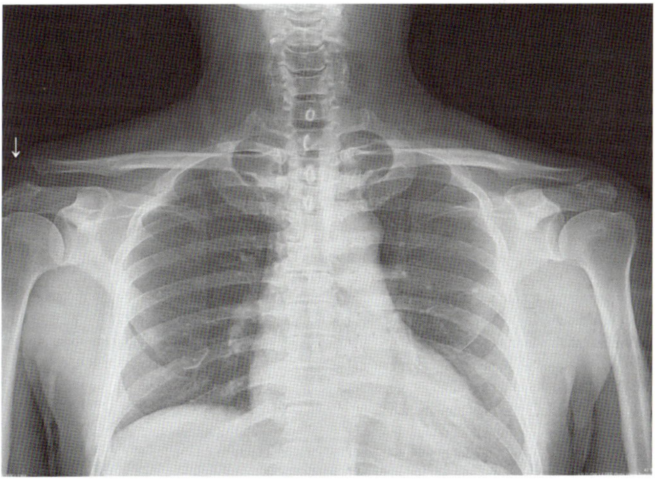

우측 견쇄관절 간격이 넓어지고 쇄골하면이 견봉돌기하연의 연장선상 벗어나 탈구

7. 견갑골 골절(Scapular Fracture)

1) 견갑골 촬영 방법

환자가 선 자세나 앉은 자세에서 검사 받은 쪽의 상체를 안으로 돌려서 수직으로 고정시킨 필름에다 어깨의 반대쪽면을 밀착시키고 견갑극 뒤 가장자리를 필름면에 대해 100도 벌어지게 취하고 견갑골 안쪽 가장자리를 필름면과 평행이 되게 한다. X-선 중심은 견갑골 안쪽 가장자리에 있는 견갑 삼각을 향하여 필름면에 직각되게 입사한다.

어린아이들 견갑골 골절은 반드시 양측을 비교하여야 하는데 왜냐하면 골화점(ossification center)이 골유합이 안되어 남아 있기 때문과 마치 골절로 보인다(그림 1-5).

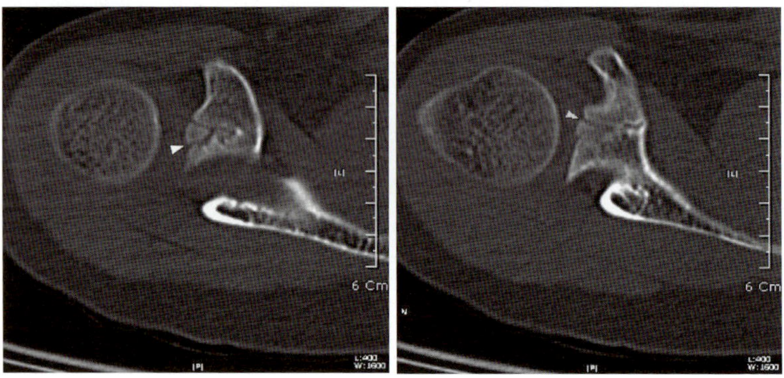

그림 1-5. 11세 남자환자: 관절와(glenoid)에 골절양 음영은 골화점이다(보통 11세에 유합)

증례 1. 견갑골 골절(scapula fracture)

- 주소·병력 : 48세 남자환자가 오토 바이 타고 가다 트럭에 부딪힘
- 진단 : 견갑골 복잡성 골절
- 요점 : 견갑골 골절 의증이 있을시는 transscapular 촬영(Y 촬영)이 꼭 필요하다.

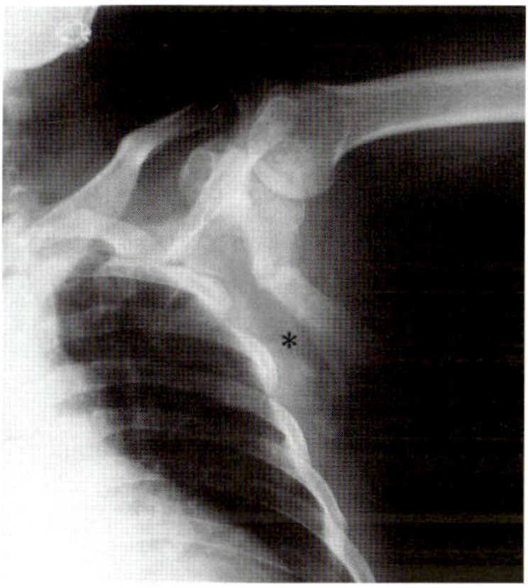

* 견갑골 골절

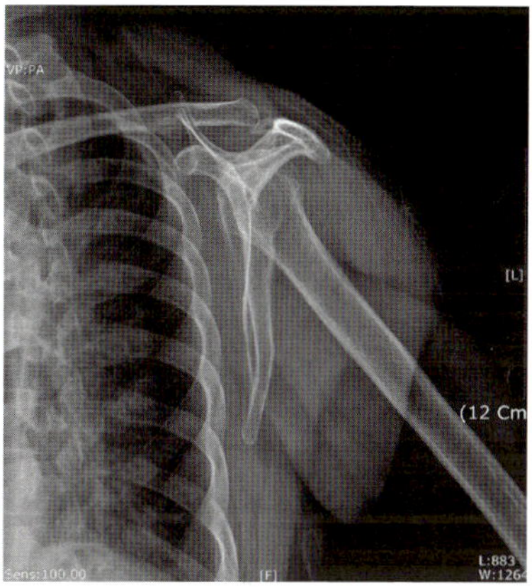

정상

증례 2. 견갑골 골절(scapula fracture)

- 주소·병력: 31세 남자환자
- 영상소견 : 자기공명관상 스캔상 T1WI에서 가지치는 모양의 저신호강도가 관절와에 보이고 FLWI에서 고신호강도 혼합신호강도로 골절상을 보인다.

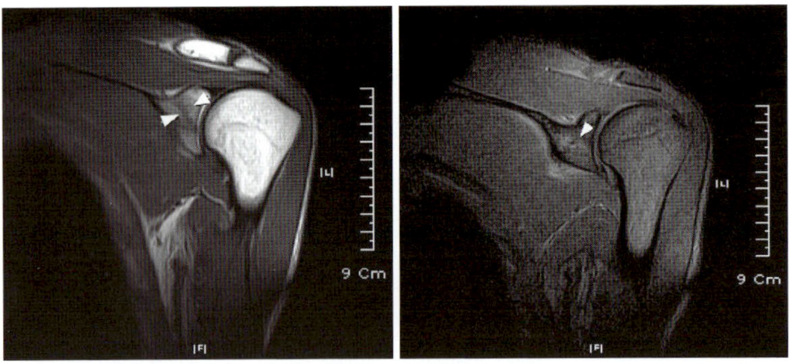

견갑골 선상 골절

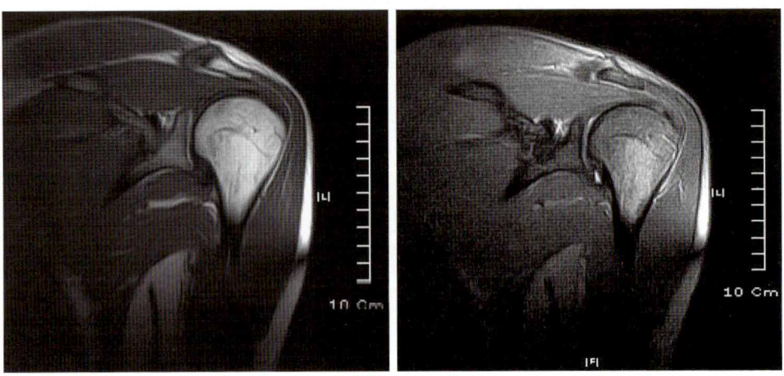

정상

Chapter 2

팔꿈치(ELBOW)

주관절 일반촬영

1) 팔꿈치(주관절 elbow joint) 촬영기법과 골절분류

(1) 전후 촬영(anteroposterior view) : 검사받은 쪽의 팔을 앞으로 향하여 주관절을 펴고 전박부(forearm)를 회외전(external rotation)하여 촬영대에 놓은 필름에 상박(arm) 및 전박의 등쪽을 밀착 시킨 후 상박골 하단의 내외측 양측상과(both epicondyle)를 필름면에서 같은 간격이 되게 한다.

(2) 측면촬영(lateral view) : 앉은 자세로 검사 받은 쪽 팔을 앞쪽으로 들고 주관절을 90도 구부리고 전박부를 회외전하여 촬영대에 놓은 필름에 상박 및 내측면을 밀착시킨다. 상박축을 필름면과 평행을 이루게 하고 전박부 하단에 받침대를 괴고 들어서 전박부 뒤쪽에서 볼 때 내외측 두 상과를 관통하는 축을 수직이 되게 한다.

(3) 해부학을 공부해 보자(그림 2-1)

(4) 주관절부위 질환(상완골 원위부 골절 형태)

① 내외측상과의 견열(avulsion of medial, lateral epicondyle)

② 단순과상부 골절(simple supracondyle fracture)

③ 복잡성 과상부 골절(complex supracondyle fracture)

(5) 상완골 원위부 골절-위치에 따른 분류

① 활차골절(trochlear fracture)

② 소두골절(capitellum fracture)

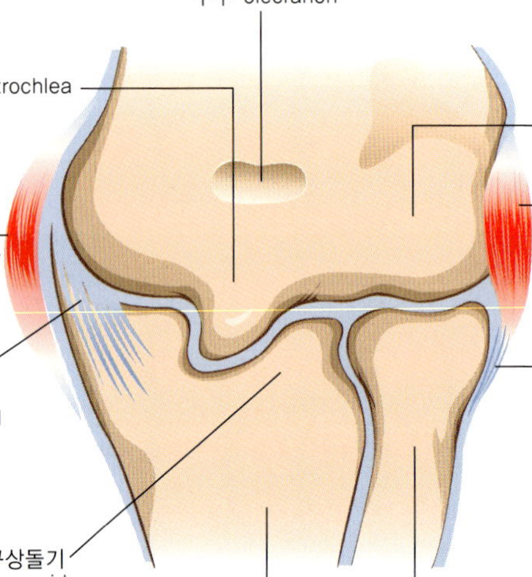

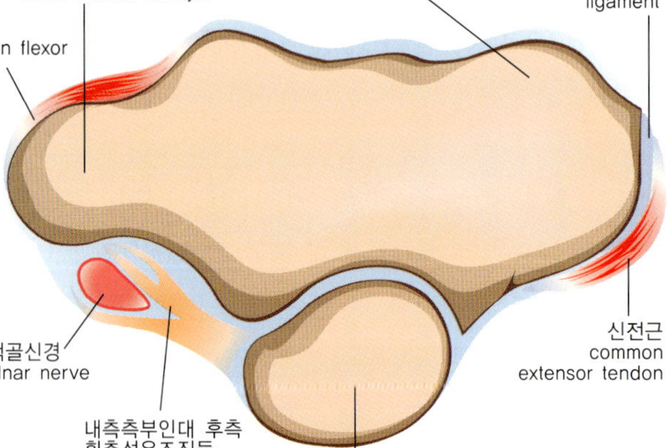

그림 2-1. 주관절 해부학(계속). A. 관상촬영, B. 축상촬영, C. 시상촬영

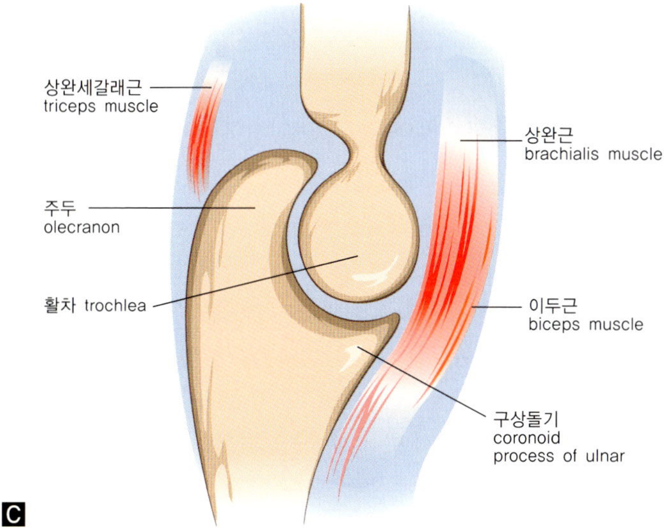

그림 2-1. 주관절 해부학. A. 관상촬영, B. 축상촬영, C. 시상촬영

③ Y형 양측과 골절(Y shaped biepicondylar fracture)

④ Y형 양측과 골절로 과상부(supracondyle)와 소통되고 복잡성 골절(complex communicated fracture)

(6) 임상치료 : 소아에서 흔하고 신경 혈관계, 손목 전박부의 연부 조직 상태와 요골, 정중 및 척골 신경의 상태를 관찰하여야 한다. 치료는 도수 정복 후 석고 고정 등 의 보존적 방법을 시행 할 수 있으나 대체적으로 도수 정복이 가능한 경우는 비관혈적 경피적 고정술(percutaneous pin fixation)이 흔히 사용 된다. 신경 혈관계 손상이 있는 경우와 동측에 동반 손상이 있는 경우, 도수 정복이 불가능 한 경우는 관혈적 정복술 및 내고정술을 시행 한다.

1. 상완골 원위부 상과부 골절(Supracondyle Fracture of Humerus)

1) 상박골 상과부 골절(supracondylar fracture of the arm, distal humerus)

(1) 어린아이의 골절 중 대표적 손상

① 발생 : 손을 뻗고 넘어 졌을 때 발생

② 상태 : 상박 이두건으로 인해 전박부가 회외전(external rotation) 작용이 불가능해지고 원회내근의 작용이 우위가 되어 전박(forearm)은 회내위(internal rotation)상태로 변한다. 일반적으로 팔을 펴고 짚고 넘어졌을 때 원위부 골편은 후방전위(99%)가 오고 굴곡한 상태로 넘어 졌을 때 원위부 골편은 전방 전위(1% 미만)가 온다.

③ X-ray 관찰 : 골절의 방향과 전위의 정도를 관찰(그림 2-2)

④ 정복후 전위여부 관찰(그림 2-3)

정면상에서 Baumanns angle 보다 Carrying angle를 판독한다.

측면상에서 forward tilting angle를 판독한다.

㉠ Baumanns angle : 상박골축에 대한 상박골 소두핵의 골단선의 각도(정상치 10~20도)로 주관절의 굴곡각도에 관계없이 원위골편의 경사 상태를 파악할 수 있다.

㉡ Carrying angle : 똑바른 정면상에서 완전 신전위 상태에서 계측 가능(정상치 5~15도)

㉢ Forward tilting angle : 측면상에서 측정(정상치 35~45도)

⑤ 요점설명 : 원위 골편이 후내 방향으로 전위된 골절형에서는 외측과 전방쪽 골막은 단열(끊어)되지만 내측 및 후방쪽 골막은 손상되지 않는다. 따라서 정복후에도 원위 골편은 내후방쪽으로 전위 즉 내반경사를 일으키기 쉽다. 외측이 정복위로 있기 때문에 원위 골편은 내선위로 되어 있다(그림 2-2).

골단핵이 성장되지 않은 어린이에서 골절유무, 전위상황이 확실치 않을 때는 반드시 건강한 쪽을 촬영해 비교하고 상박골 끝선 벌어진 상태 및 주관절 탈구 등 비교하여야 한다(그림 2-4).

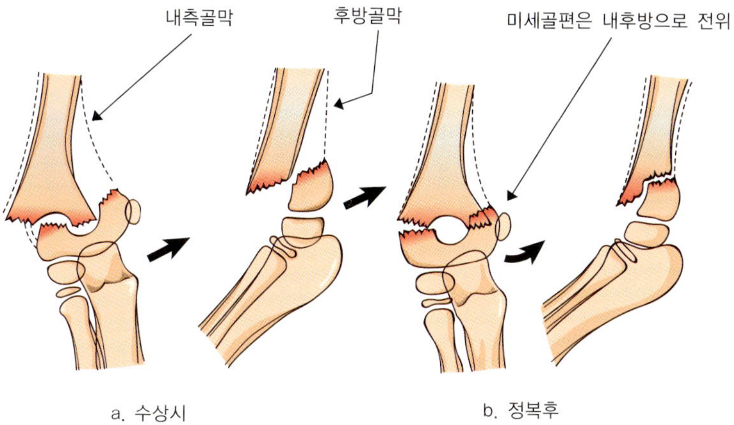

원위골편이 후내방으로 전위된 골절형에서는 외측과 전방의 골막은 단열되지만, 내측 및 후방의 골막은 손상되지 않는다. 정복후도 b와 같이 원위골편은 내후방으로 전위, 즉 내반경사를 일으키기 쉽다.

그림 2-2. 상박골과상(상박골 상과부) 골절

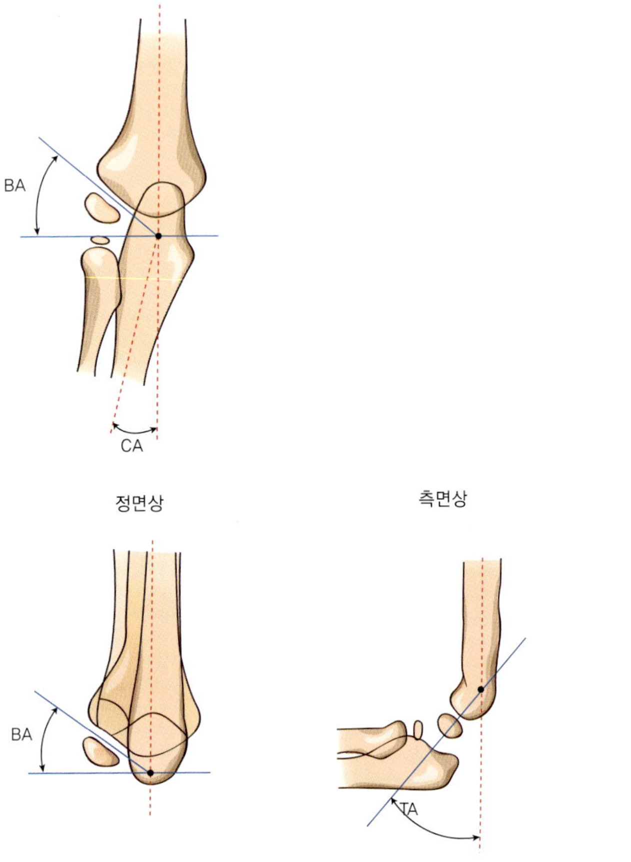

BA : Baumann's angle(정상치 10° ~ 20°) 상박골축에 대한 상박골 소두핵의 골단선의 각도로 주관절의 굴곡각도에 관계없이 원위골편의 경사 상태를 파악할 수 있다.
CA : Carrying angle(정상치 5° ~ 15°) 완전 신전위, 똑바른 정면상이 아니면 계측불가
TA : forward tilting angle(정상치 35° ~ 45°)

그림 2 3. X-선 계측법

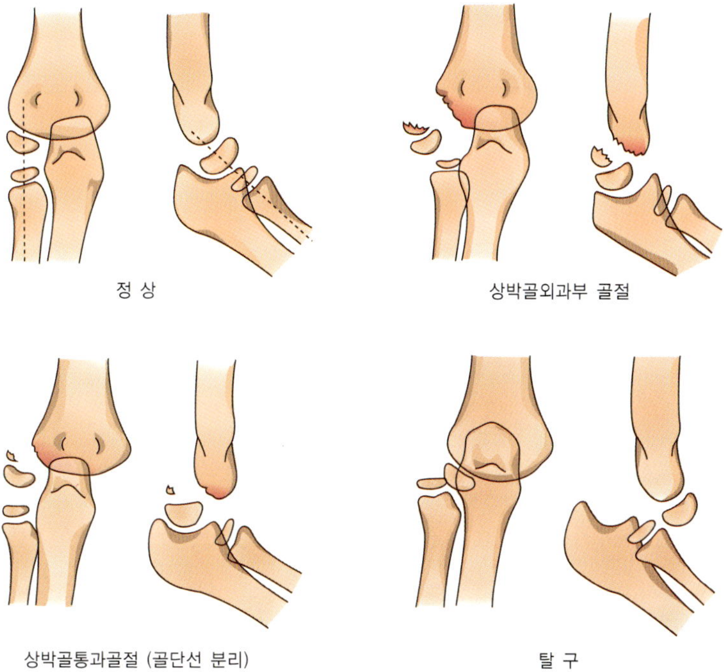

그림 2-4. 상박골 소두위(capitellum) 골단핵(epiphyses)과 요골 장축과의 관계

증례 1. 상완골 상과부 골절(supracondylar fracture, humerus)

- 주소·병력 : 3세 여자아이. 좌측 견갑부, 주관절 부위에 힘이 약하고 연부조직 종대를 주소로 내원
- 과거력 : 좌측 주관절 빈번한 아탈구 경력
- 영상소견 : 정상인 우측과 비교해 좌측 상완골 원위부 상과와 골절로 원위부 골편이 후방으로 전위된 양상을 보인다. 주관절 연부조직 종대를 보인다.

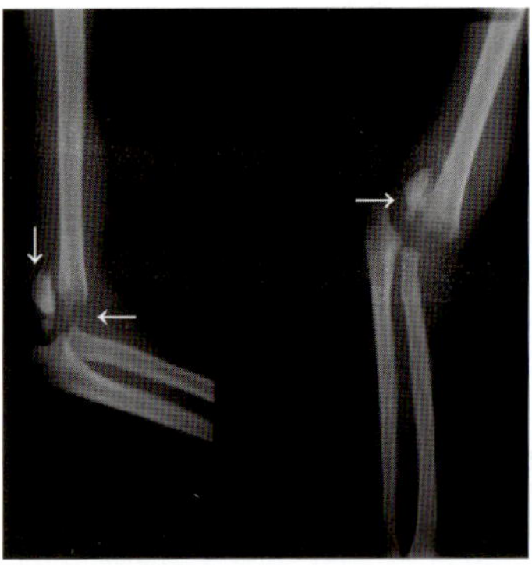

상과부 골절 골편후방 전위

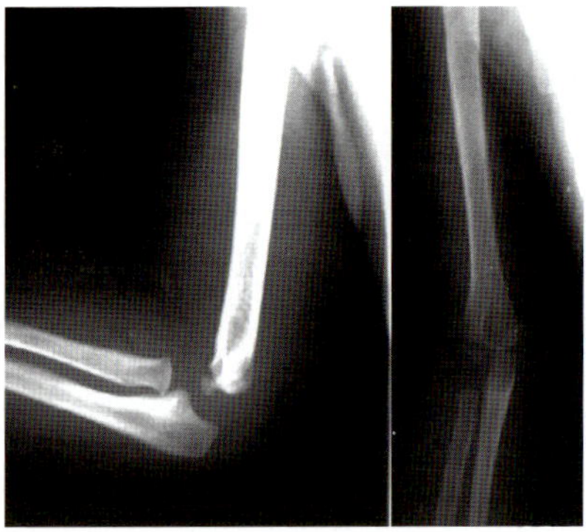

정상

증례 2. 상완골 상과부 골절(supracondylar fracture, humerus)

- 주소·병력 : 11세 남자환자. 손을 펴고 넘어져 좌측 주관절 동통 및 종대로 내원
- 영상소견 : 주관절부위 지방선(fat pad)이 불분명해지면서 넓어지고 불규칙한 골절선이 상과부(supracondyle)에 보인다.

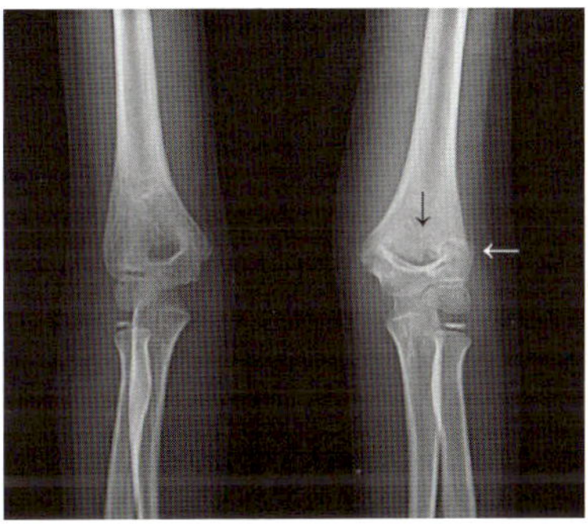

정상　　　상과부 골절

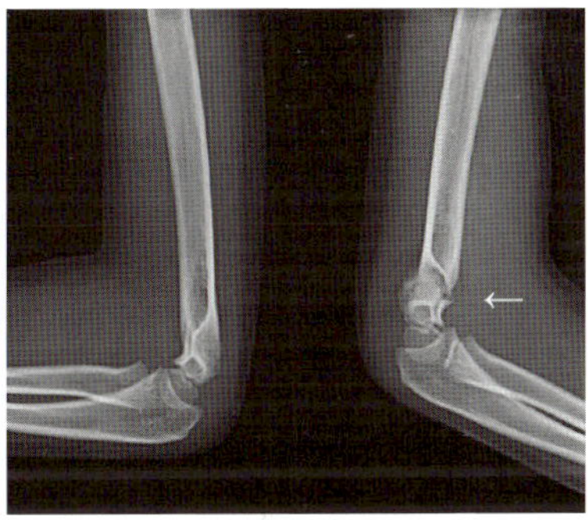

정상　　　상과부 골절

2. 상완골 내과 골절(Fracture of Medial Condyle of Humerus)

증례 1.

- 주소·병력 : 53세 여자환자 넘어져 다쳐서 우측 주관절 동통을 주소로 내원
- 영상소견 : 주관절 내측과 부위에 2개의 아주 작은 유리체양 음영이 보여 내상과 골절

TIP

주관절 동통 골절진단에서 기본적인 전후 측면촬영에 반드시 양측 사위촬영을 하여서 진단 내리도록 해야 한다. 주관절 고도 외전이나 과도외전과 과도 신전이 합병했을 때 발생한다. 내측 상과(medial condyle)가 내측 측부인대의 견인력에 의해 부착근을 붙인채 골절된다.

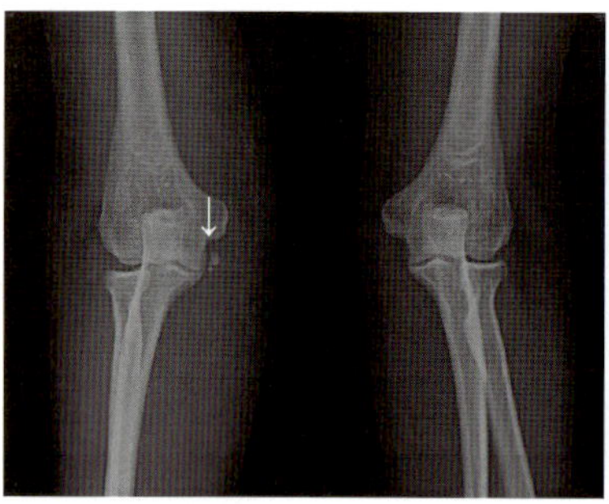

상완골 내과골절 정상

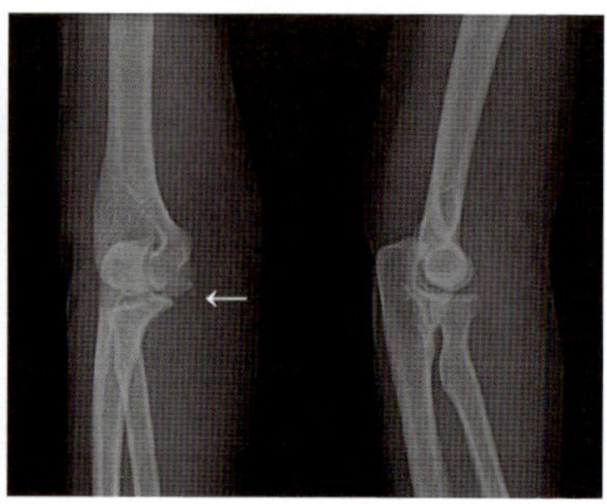

상완골 내과골절 정상

3. 상완골외과 골절(Fracture of Lateral condyle of Humerus)

증례 1.

- 주소·병력 : 4세 남자아이가 책상에서 떨어져 내원
- 진단 : 우측 상완골 외과 골절
- 영상소견 : 우측 주관절 지방선(fat pad)이 정상 좌측에 비해 불분명해 지면서 넓어지고 원위부 상완골 외과부위에 불분명한 방사선 투과성 음영의 골절선이 희미하게 보인다.

TIP

손을 짚고 넘어 지며 손바닥에서 부터 외측으로 강한 외력이 작용했을 때 발생한다. 골편은 외과(lateral condyle)에서 전박부 신근에 의해 90도 이상 전위되고 상완골 골근면에 대하여 관절 연골면을 보게 된다. 상완골 외과골절, 상완골 통과 골절(골단선 분리), 탈구 등으로 나눈다.

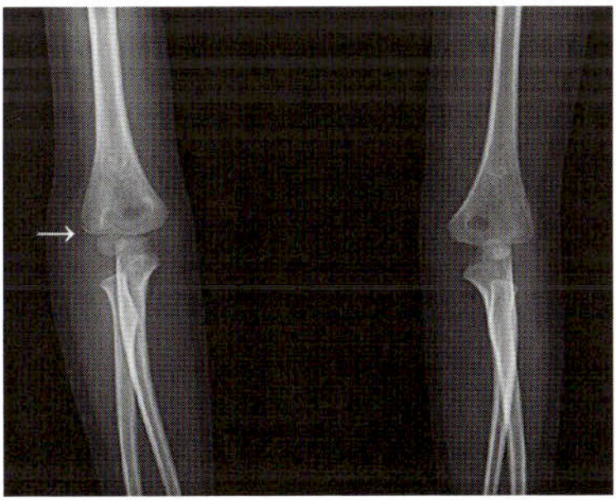

외측과골절 정상

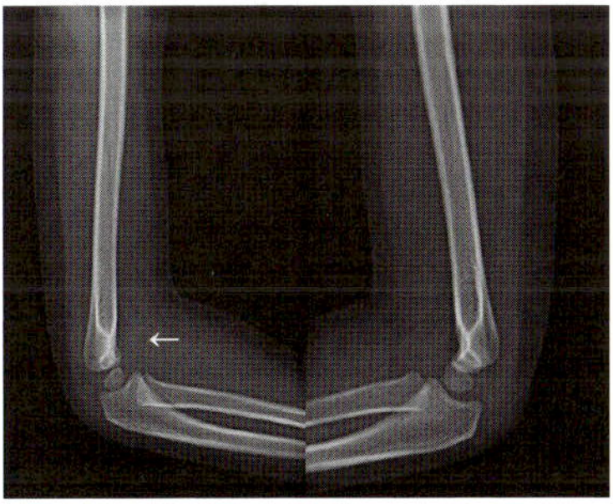

외측과골절 정상

4. 상완골 통과골절과 골단 분리(Fracture of Condyle of Humerus with Epiphyses Seperation)

증례 1.

◉ 주소·병력 : 7세 남자환자

◉ 영상소견 : 원위부 상박골 통과골절과 골단선 분리

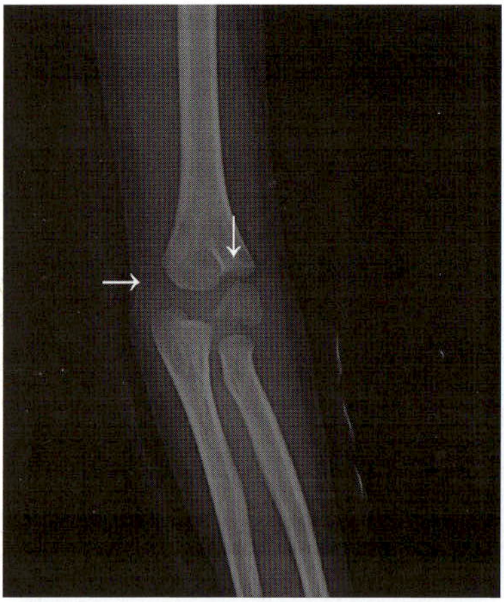

골단선 분리

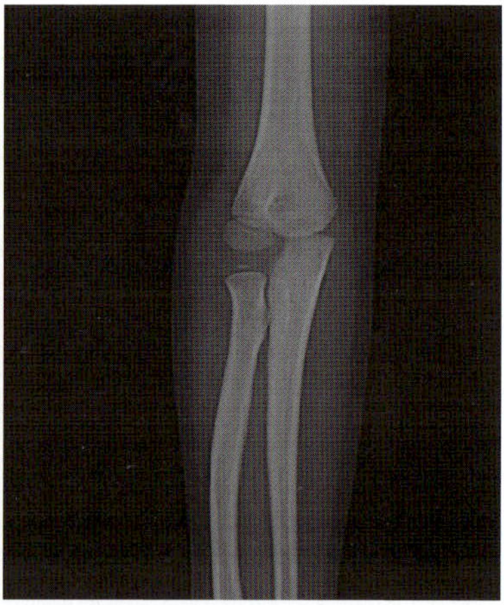

정상

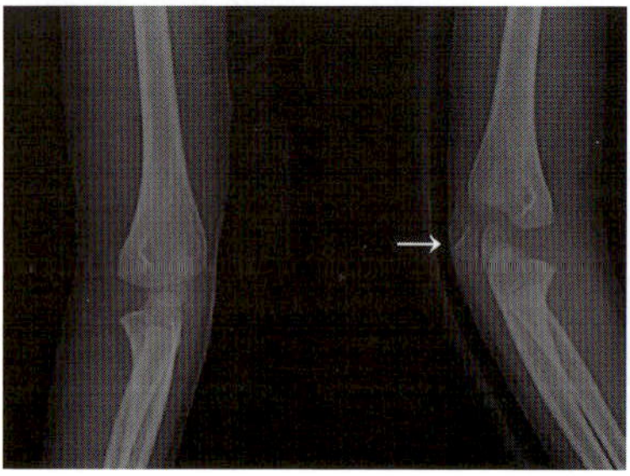

정상　　골단선 분리

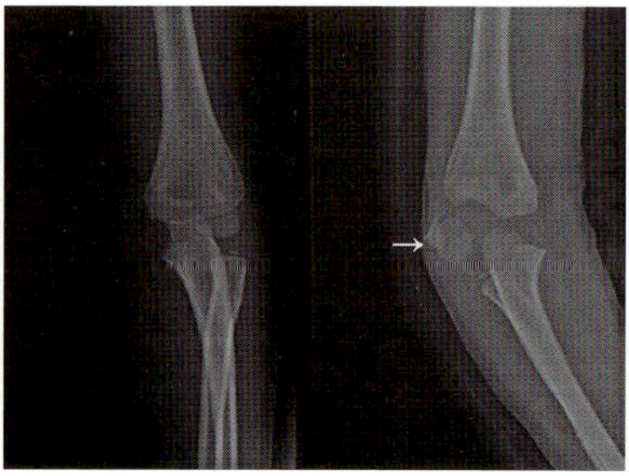

정상　　골단선 분리

5. 척골 주두골 골절(Fracture of Olecranon of Ulnar)

증례 1.

⊙ 주소·병력 : 44세 여자환자가 1시간 전 자전거에서 넘어져 좌측 주관절 동통을 주소로 내원

⊙ 영상소견 : 좌측 주두골 피질 끊겨 있고 측면사진상 골편이 떨어져 보인다.

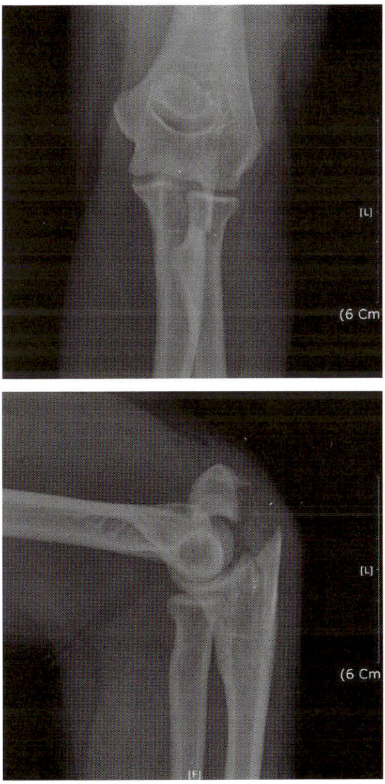

주두골 골절

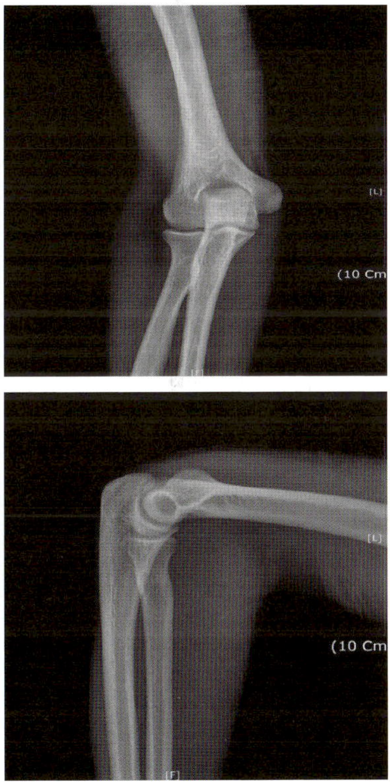

정상

6. 척골구상돌기 골절(Fracture of Coroid process of Ulnar)

증례 1.

- 주소·병력 : 29세 남자환자
- 영상소견 : 척골 구상돌기 부위에 떨어져 나아간 쐐기골 모양의 견열골절이 보인다(ulnar coronoid process avulsion fracture).

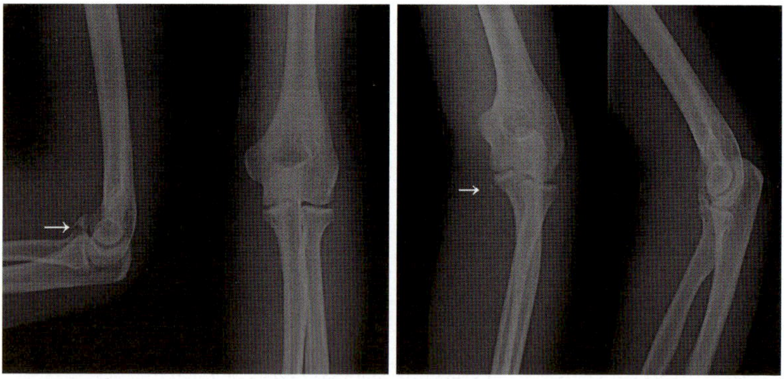

척골 구상돌기 견열골절

증례 2. 척골구상돌기 박리골절과 외측상완골 활차골연골 골절

- 주소·병력 : 49세 남자환자가 2일전 교통사고로 주관절 강직 등 보이고 동통을 호소하며 내원
- 수술소견 : 주관절 관절내 구상돌기(coronoid process)내에 박리골절과 외측 상완골 활차(trochlear) 골연골 골절 소견 보이고 혈관절증 보였다.
- 영상소견 : 척골구상돌기 부위에 골편이 보이고 활차부위에 피질면이 결절성면을 보인다. CT필름에서도 척골구상돌기 골편과 활차부위 연골하면이 결절성면을 보인다.

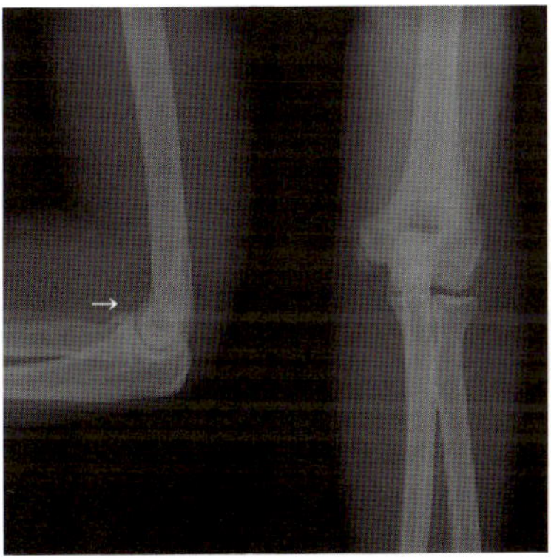

척골구상돌기 박리골절,
외측 상완골 활차 골연골 골절

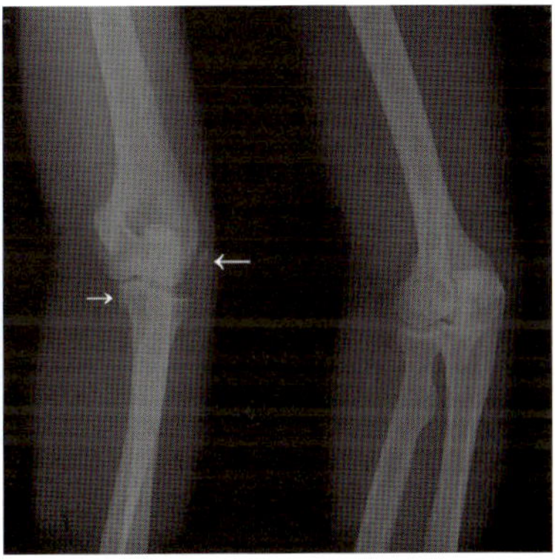

척골구상돌기 골편, 활차면(trodulear)이
결절성면을 보인다.

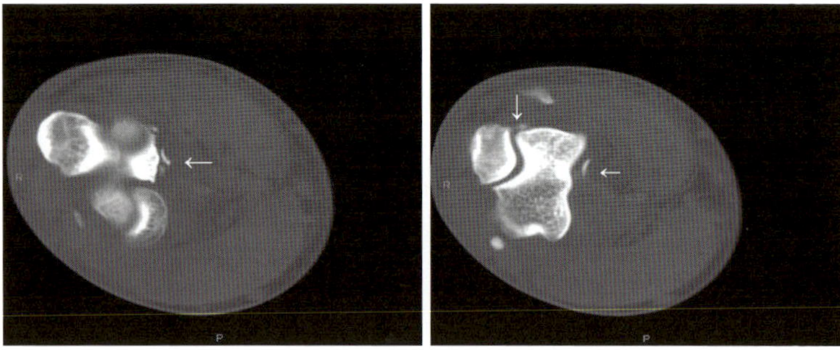

CT 필름

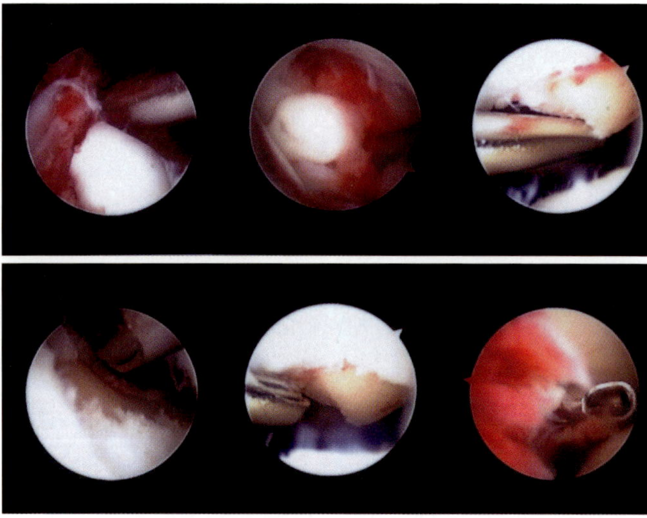

관절경소견 · 주관절 관절내 구상돌기내에 박리골절과 외측 상단골 활차 골연골 골절소견과 혈관절증

7. 관절염(Arthritis)

1. 퇴행성 주관절 관절염은 예전에 골절이나 탈구가 있었던 사람, 관절염이 있었던 경우, 유리체가 있을 때, 직업상 주관절을 심하게 사용한 사람에게서 발생
2. X-ray 특징 : 요골 골두 버섯 모양 변형된 현상, 척골 구상돌기나 상박골 하단 활차 외단의 골증식, 관절간격 좁아지고 관절안에서 유리체(loose body)를 볼 수도 있다.

증례 1. 관절염(arthritis), 주관절(elbow joint)

⊙ 주소·병력 : 64세 여자환자 몇년동안 좌측 주관절 동통을 주소로 내원

⊙ 영상소견 : 주관절강이 좁아지고(joint space narrowing), 주관절변연낭성희박화(cystic rarefaction), 연골하 경화소견(subchondral sclerosis), 퇴행성골극 형성(degenerative hypertrophic bony spur) 등이 보인다. 정상과 비교해 보자.

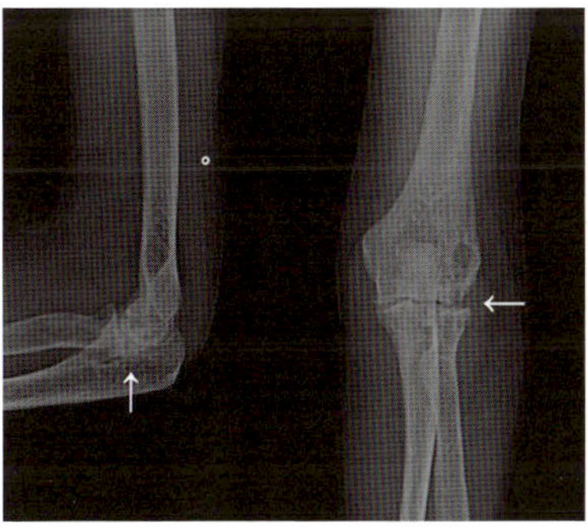

관절염

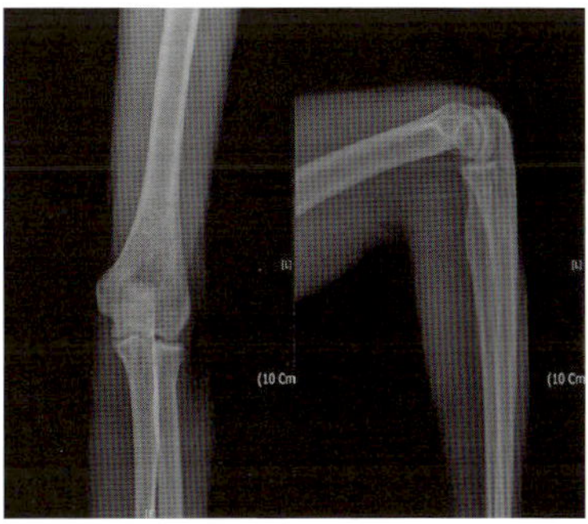

정상

8. 요골골두 골절(Fracture of Radius Head)

증례 1.

- 주소·병력 : 28세 남자환자
- 영상소견 : 주관절 지방선이 희미해지고 앞쪽으로 밀려나 주관절에 삼출액이 고여 있음을 보이고 요골골두에 희미한 방사선투과성 음영이 보이고 CT촬영상 선상 골절을 보이고 있다.

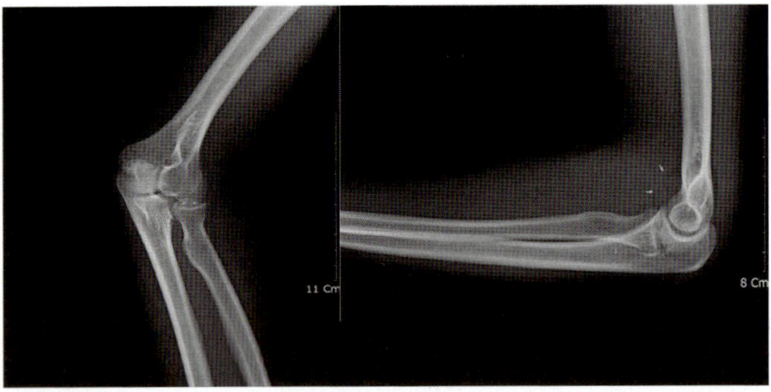

요골골두 골절

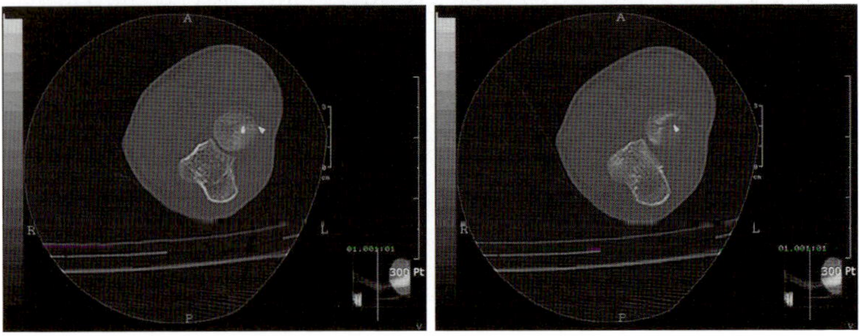

CT 필름 : 요골골두에 희미한 골절선을 찾을 수 있다.

증례 2. 요골 골두 골절(fracture, radius head)

- 주소·병력 : 38세 남자환자가 사다리 타고 올라가다 2 m 높이에서 떨어짐
- 진단 : 요골골두 골절(radius head fracture)
- 영상소견 : T1WI관상스캔과 축상스캔, FLWI축상스캔에서 정상요골골두와 비교하면 불분명한 저신호강도, 고신호강도소견과 피질 끊김 양 음영으로 골절로 진단

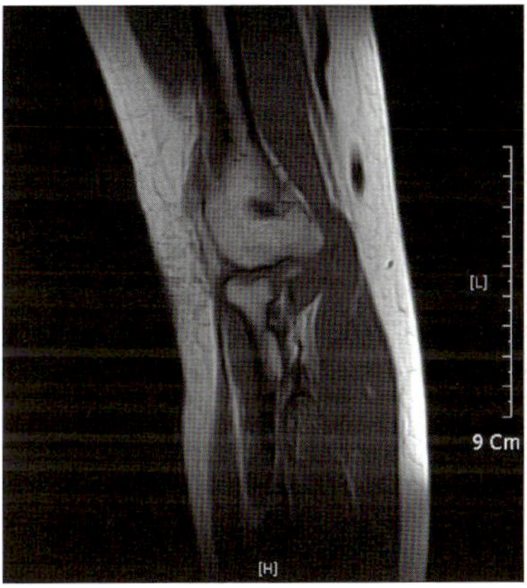

요골골두 골절

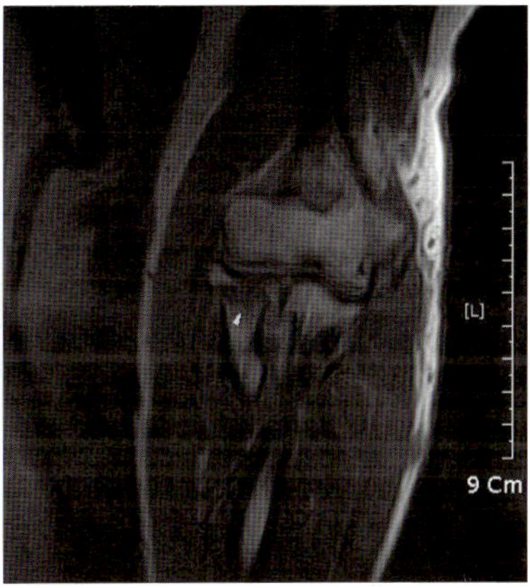

정상

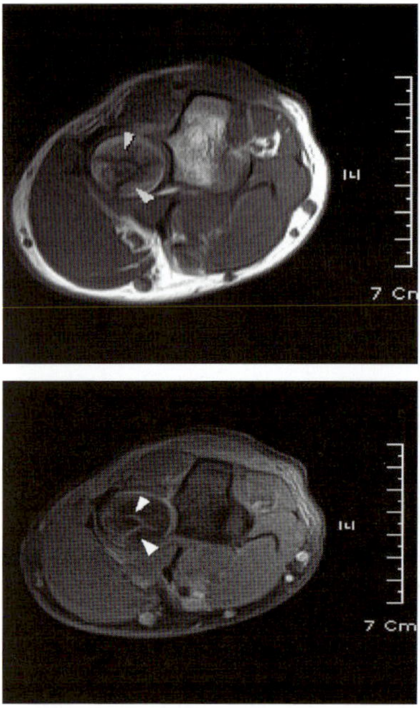

요골골두 골절

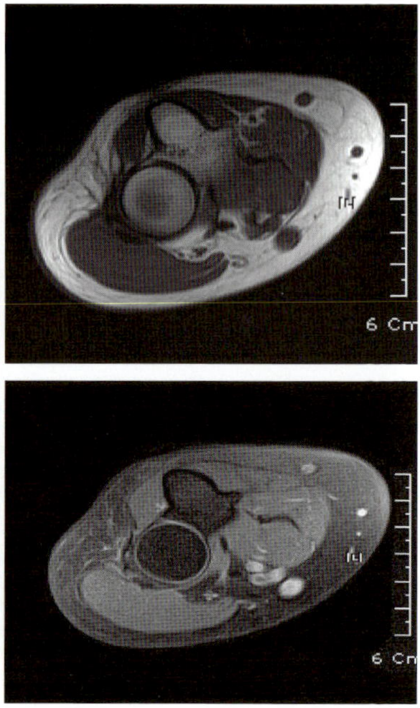

정상

9. Montaggia 골절

1) 몬테지아 골절

몬테지아 골절(Montaggia fracture)은 요골두 탈구와 척골 골절(ulnar fracture)을 말한다.(참고 : 갈레아찌 골절(Galeazzi fracture)는 요골골절(radius fracture)과 원위 요척골관절 탈구를 동반한 것을 말한다.)

X-ray 촬영에서는 주관절(elbow)과 수관절을 포함한 촬영을 하도록 노력해야 한다.

이 경우에는 척골(ulnar)단독골절에서는 요골두(radius head)의 탈구를 유의해야 하고 요골 단독골절(radius)에서는 척골두(ulnar head)의 탈구에 주의해야 한다.

참고로 Essex-Lopressti 골절은 요골두 골절(fracture of radius head)에 원위부 요골-척골 관절 탈구(distal radius-ulnar joint dislocation)를 말하는데 요골골두(radius head) 골절시 반드시 원위부 요골-척골 관절부위를 포함해 촬영하여야 한다.

몬테지아, 갈레아찌, 에섹스-로프레스티 골절 도해를 비교 공부해 보자(그림 2-5).

2) 임상치료

10~20대 청소년 에서 흔히 발생 한다. 상완골에 대하여 척골이 후방 또는 후외방 으로 전위 되는 경우가 많은데 주관절 탈구의 80~90%를 차지 한다. 조기 발견시 도수 정복을 시도 하여 정복 후 후방 부목으로 고정하고 허용이 되면 가능한 조기에 능동관절 운동을 시작한다.

몬테지아 골절(Monteggia Fracture)

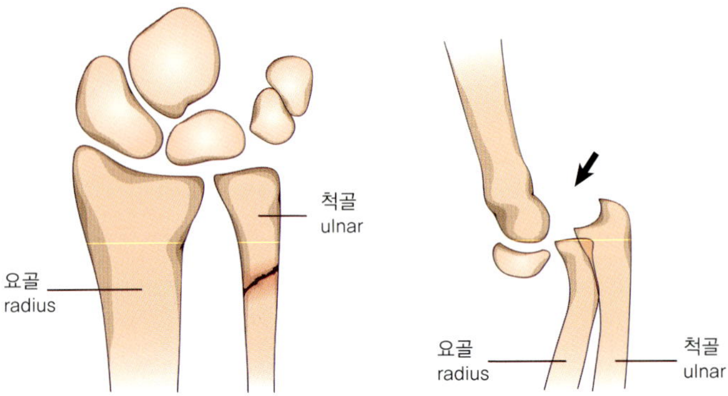

(요골두 탈구 + 척골 원위부 골절)

갈레아찌 골절(Galeazzi 골절)

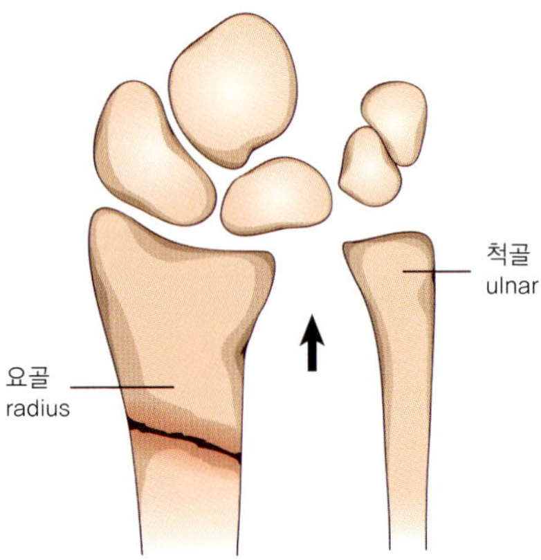

(요골원위부 골절 + 요척골관절탈구)

그림 2-5. 몬테지아, 갈레아찌, 에섹스-로프레스티 골절 등 감별 도해(계속)

에섹스-로프레스티 골절(Essex-Lopressti Fracutre)

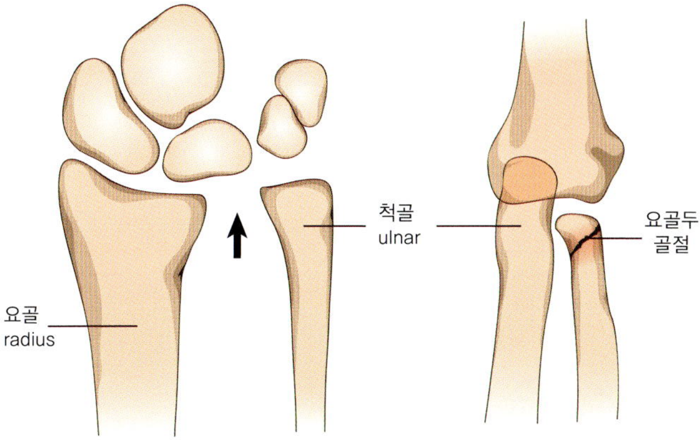

(요골두 골절 + 요척골 관절 탈구)

그림 2-5. 몬테지아, 갈레아찌, 에섹스-로프레스티 골절 등 감별 도해

증례 1. 몬테지아 골절(monteggia fracture)

- 주소병력 : 10세 남자환자
- 영상소견 : 주관절 탈구를 보인다.
- 진단 : Monteggia 골절(요골두탈구 + 척골 원위부 골절)

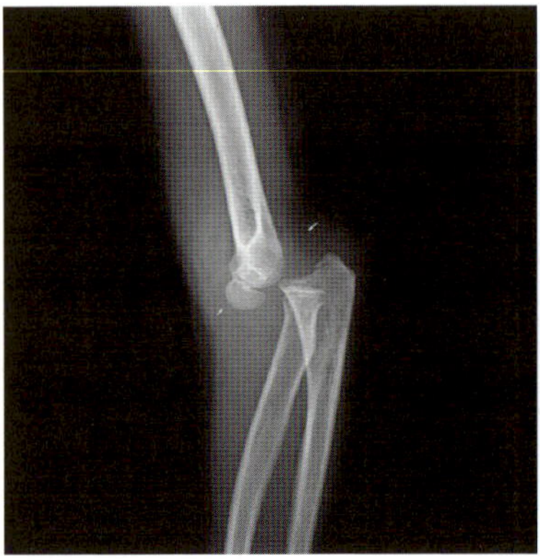

요골두탈구

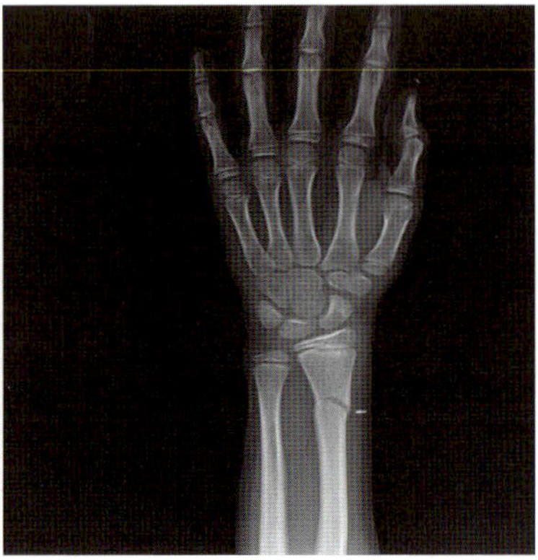

척골 골절

10. Galeazzi 골절(역 몬테지아 골절)

증례 1.

- 주소 병력 : 16세 여자환자
- 진단 : 요척골 관절 아탈구, Galeazzi 골절(요골 원위부 골절과 요척골 관절 탈구 동반)
- 영상소견 : 좌측 요골척골 관절강이 넓어지고 요골 원위부가 경화 소견 보이면서 측면사진상 아주 적은 골편양 음영이 보인다.

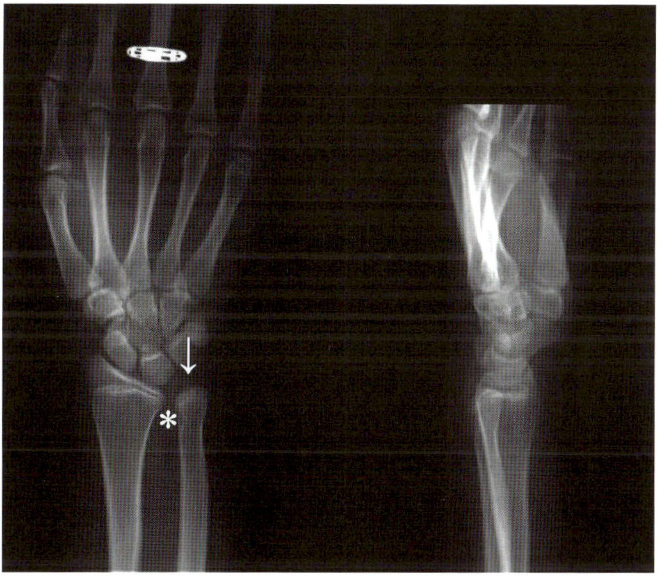

요-척골 관절 탈구와 요골원위부에 경화소견

11. 주관절 탈구(Elbow Dislocation)

증례 1.

- 주소·병력 : 16세 남자환자가 농구하다 미끄러져 넘어져 땅 짚고 난 후 좌측 주관절 동통과 종대및 운동 제한 등을 주소로 내원
- 영상소견 : 주관절 외측과 부위 전측에 골편과 주관절 탈구가 후외방으로 보인다.
- 요점 : 일반적으로 주관절 탈구는 후방 탈구가 80~90% 정도로 제일 많다.

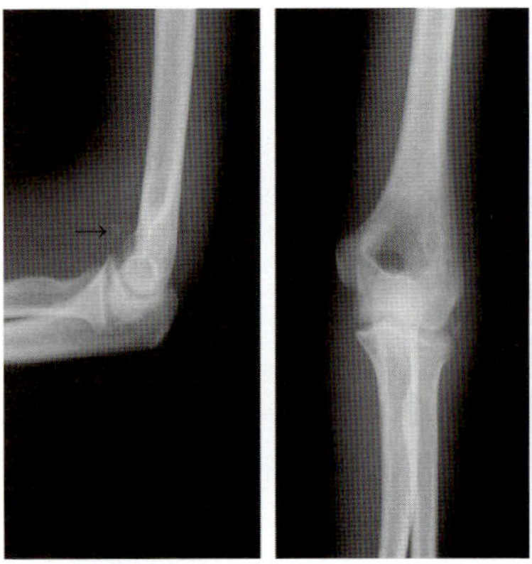

주관절외측과 전측에 골편

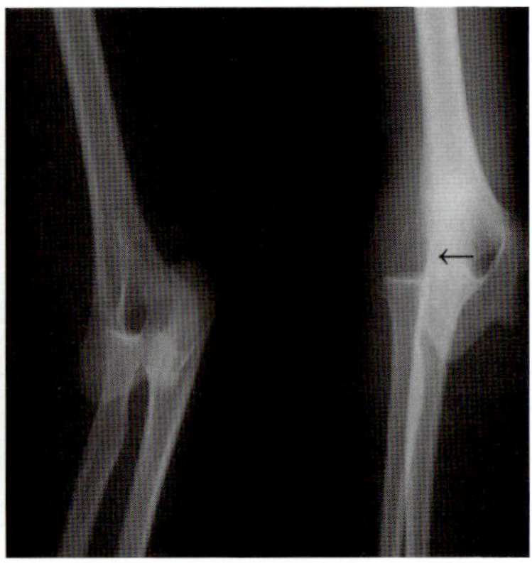

주관절 후방 탈구

완관절(Wrist Joint)

1. 콜레스 골절(Colles Fracture)

(1) 외측으로 손바닥을 짚고 넘어졌을 때 발생한다

(2) 골절선은 완관절 근위부 2~4 cm 상방에 생기며 원위부 골편은 후방 및 외측으로 전위된다(그림 3-1).

(3) 보통 중년 여자에 많고 요골 원위단의 골절 중에서 가장 빈도가 높다.

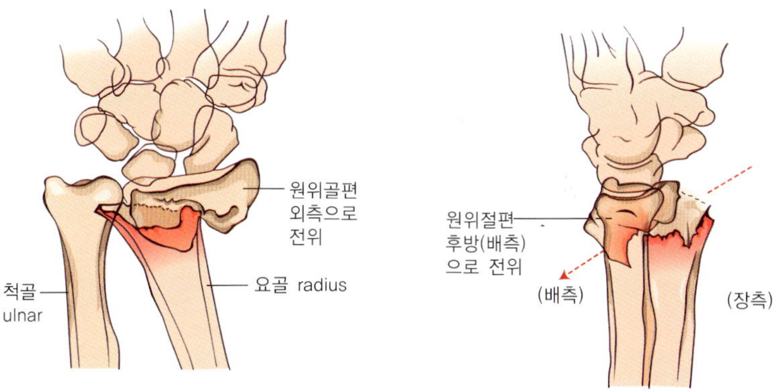

그림 3-1. 콜레스씨 골절

증례 1. 콜레스씨 골절(colle's fracture)

- 주소·병력 : 13세 여자환자가 특공 무술하다 넘어져 좌측 손목동통을 주소로 내원
- 영상소견 : 정상과 비교해 보면 요골 원위부 골절이 보이고 원위부 골절편이 후방 및 외측으로 전위되어 보인다.

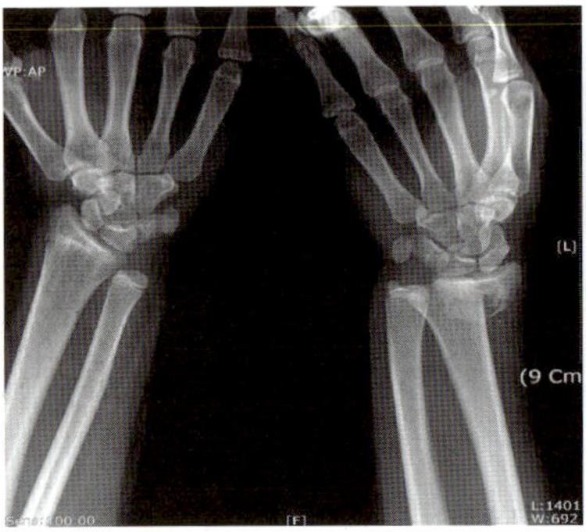

정상 콜레스씨 골절

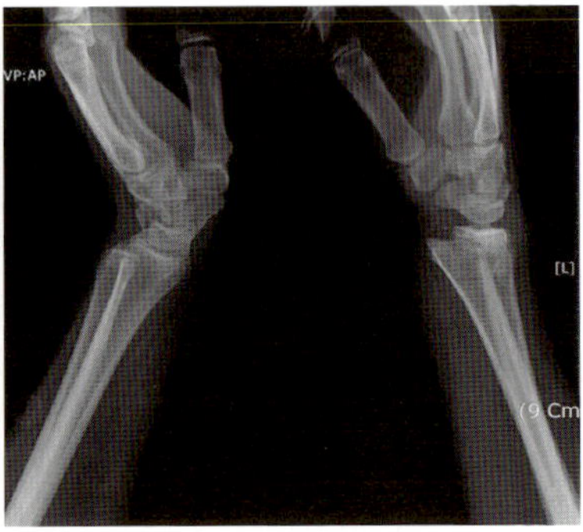

정상 콜레스씨 골절

2. 스미씨 골절(역 콜레씨 골절 Smiths Fracture)

(1) 완관절을 굴곡 위치에서(손바닥을 구부리고 손등으로)땅을 짚고 넘어졌을 때 발생

(2) 골절선 방향은 수장부 근위 방향으로 생기고 원위 골편은 수장부쪽, 전방으로 전위된다(그림 3-2).

(3) 골절선 전위 방향은 콜레스 방향과 완전 반대가 되는데 측면사진상 원위골편이 전측으로 전위되고 전후 촬영상 원위골편이 내측으로 전위된다.

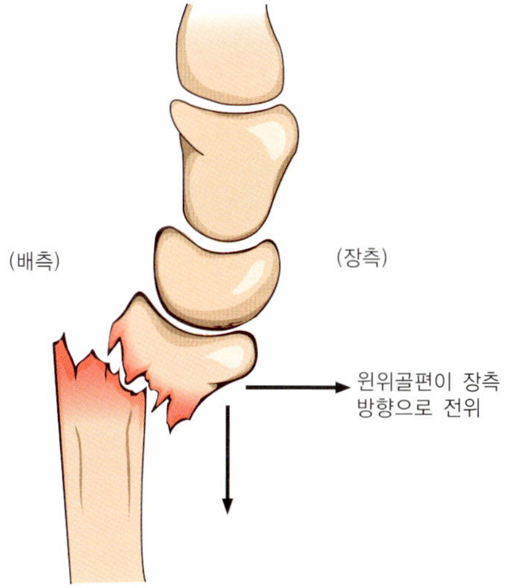

그림 3-2. 스미스씨 골절

증례 1. 스미스씨 골절(smith's fracture)

- 주소·병력 : 14세 남자환자
- 영상소견 : 요골 원위부 골절이 보이고 측면사진상 원위부 골편이 수장부쪽 즉 전방으로 전위되어 있다.

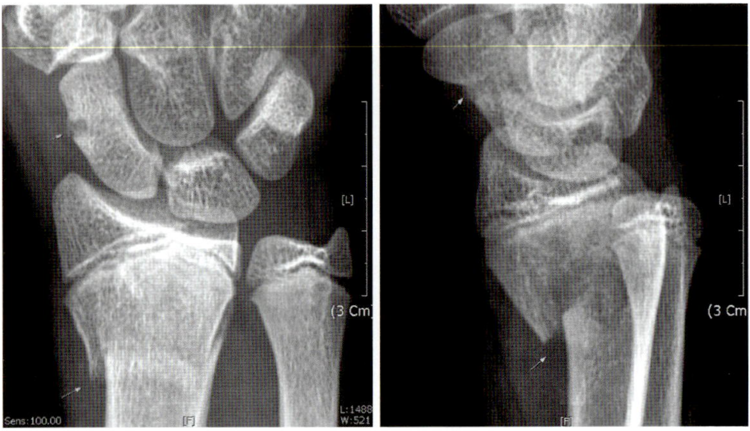

스미스씨 골절

3. 발톤씨 골절(Bartons Fracture)

(1) 요골 원위단부위 관절내 골절인데 손을 짚고 넘어졌을 때 발생

(2) 원위 골편이 수근골과 함께 후방쪽으로 옮겨간 것을 배측 발톤씨 골절, 손바닥쪽으로 옮겨간 것을 장측 발톤씨 골절이라고 하면 장측형이 압도적으로 많다(그림 3-2).

(3) 측면 단층 촬영을 하면 요골 관절면의 상태를 뚜렷히 관찰할 수 있다.

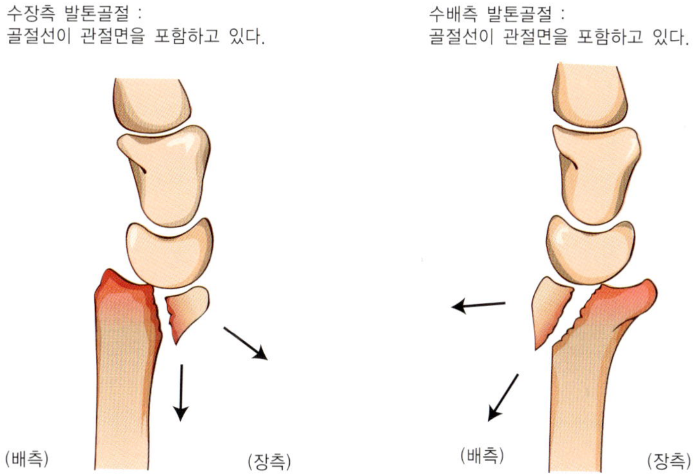

그림 3-3. 발톤씨 골절

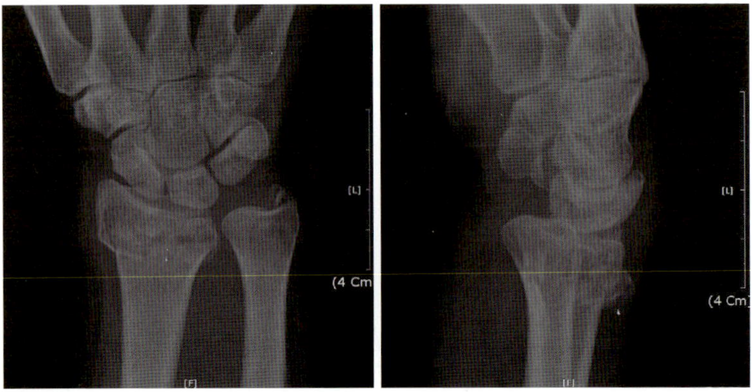

요골원위부골절 관절면 포함

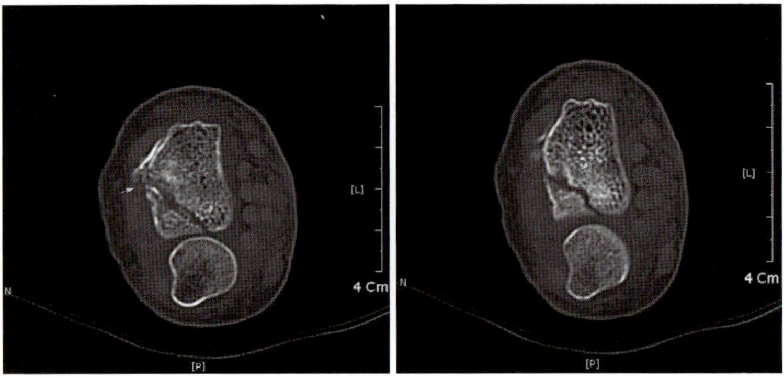

요골원위단골절 관절면 포함

4. 주상골 골절(Scaphoid Bone Fracture)

1) 주상골 골절(scaphoid fracture)

(1) 수근골 골절에서 가장 흔하다.

(2) 배측굴곡(신전, dorsiflexion)으로 힘이 가해지고 요골 전위기전(deviation mechanism)과 연관(배측굴곡과 손을 편상태로 떨어짐, 완관절 손등쪽 제쳐 강하게 외상 받을 때)

(3) 70%가 중간 1/3을 침범(scaphoid waist)하고 이곳이 골유합이 지연되거나 혹은 무혈성 괴사증(AVN)의 위험이 높은 곳이다.

(4) 해부학적 snuffbox 위에 동통

(5) 횡축 골절은 흔하고 안정적인데 수직 골절은 불안정적이다(불안정 골절은 50%가 골유합이 안된다).

(6) 골절 틈이 1 mm 이하면 안정적이다.

(7) 주상골 혈액 공급은 요골동맥분지(radial artery)의 원위부를 통해 받는다.

2) 영상진단 특징

(1) 자기공명촬영소견

① T1WI에서 저신호강도의 골절선

⊙ 급성 골절시에는 T2WI에서 고신호강도

② 시상영상에서(sagittalWI) 주상골 굴곡(scaphoid flexion)을 보인다.

③ 골절이 척골 혹은 요골피질에 신전되면 만성과 급성 골절을 감별해야 한다.

④ 주상월상 인대(scapholunate ligament)와 전면 피막 인대(volar capsule ligament)의 불연속성(integrity)을 평가해야 한다.

⑤ FLWI가 근위부쪽 부종을 평가하는데 우수하다.

(2) 촬영방법

손등쪽으로 구부린 척굴상태 즉 척굴위로 굴곡하여 손등이나 손바닥 앞 척굴쪽으로 60도 돌린 후 비스듬한 방향으로 촬영하고 필요에 따라 45도 회외위(exernal rotation)와 정면과 측면상을 촬영한다. 정면상에서는 근위부위의 골절선을 확인하고 60도 회내위(internal rotation)와 시상촬영에서는 원위부 골절선을 관찰한다.

수상 초기에는 골절선이 모발과 같은 열상을 보인다(hair line fissure). 수상초기에 골절선을 놓쳐 지연 치유된 예에서는 골근 부위에서 뼈 흡수가 시작되 골전선이 넓어 보인다. 주상골절 방치하면 가관절이 되기 쉽고 무혈성 괴사증에 빠질 수 있다.

(3) 치료

치료에서 중요한 것은 안정형, 불안정형을 X-선상으로 판단한 것이다.

불안정형(instability) 기준은

① 1 mm 이상 전위있는 1/3골절

② 배측굴곡이 개재된 분절 불안정형(dorsiflexed intercalated segment instability)을 합병한 골절

③ 근위 1/3골절 등이 포함되고

위 모두가 수술 적응이 된다.

안정형은 전위가 없는 골절인데 보존적 치료 대상이다.

증례 1. 주상골 골절(scaphoid fracture)

- 주소·병력 : 64세 남자환자가 오토바이를 타다가 넘어져 우측 손목 동통을 주소로 내원
- 진단 : 주상골 골절 골유합 안된 상태

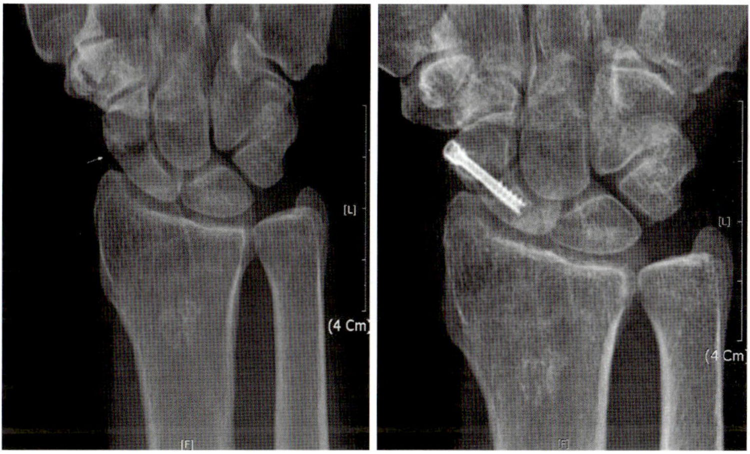

주상골 골절

증례 2. 주상골 골절(scaphoid fracture)

- 주소·병력 : 34세 남자환자가 손을 짚고 넘어져 내원
- 영상소견 : 일반 X-ray필름상 주상골 중간 원위부 접합부에 희미한 불명한 방사선 투과성 음영이 보이고 배측면 불규칙한 결절성 면 보인다. CT필름상 정상이었다. 자기공명 관상 스캔상 주상골 원위부에 T1WI저신호강도, T2WI에서 고신호강도 보여 골절 소견 보인다.

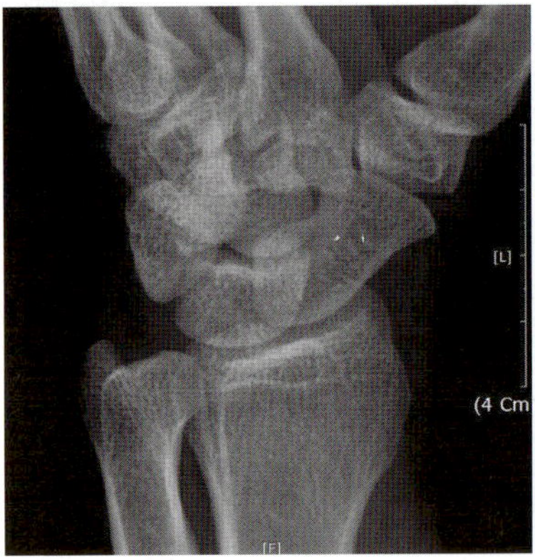

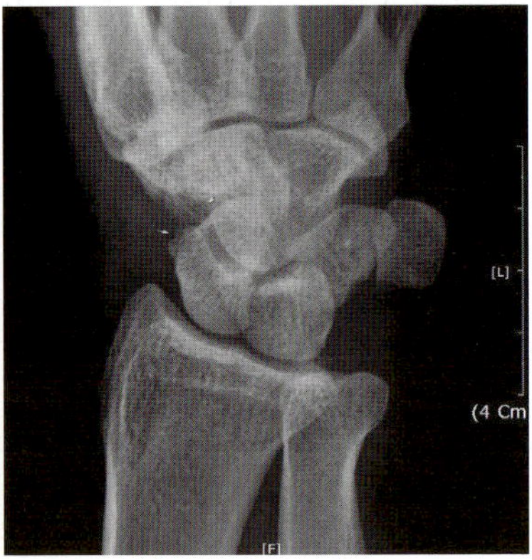

주상골 골절에 희미한 방사선투과성(까만) 음영(골절선)이 보인다.

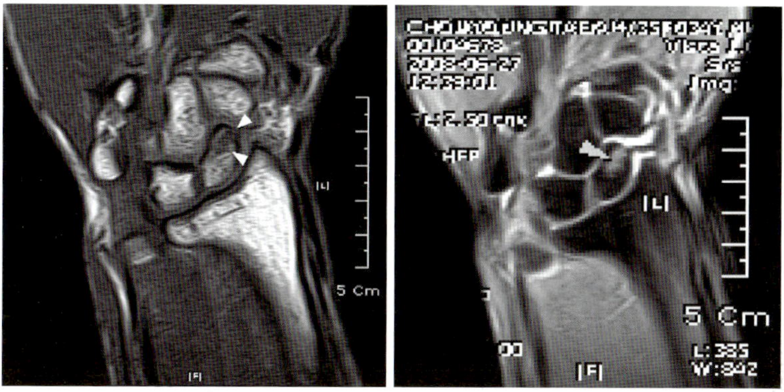

주상골 골절(TIWI 저신호강도, T2WI 고신호강도)

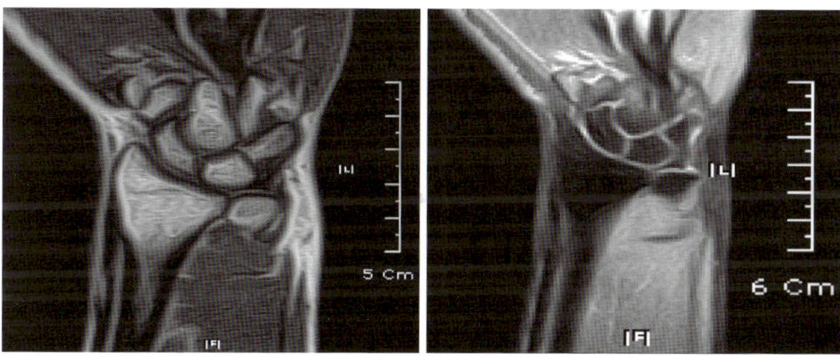

주상골 정상

5. 월상골 괴사(Lunate Necrosis)

1) 키앤백 질환(Kienbocks disease)

(1) 무혈성 괴사증, 월상골(lunate)

(2) 년령 및 남녀 비 : 20~30세 정점/ 2:1 로 남자에 많다. 손을 많이 쓰는 남성에 많다.

(3) 골절과 외상이 골상간 혈액공급을 방해해 무혈성 괴사증이 온다.

(4) 월상골에 힘이 가해질 때 negative ulnar variance와 관련

(5) 완관절부 동통

2) 영상진단특징

*음영농후상, 편평화, 분절화, 골내 낭종양 투명화, 골절선 갈라진 틈이 보인다.

1기(stage I) : 일반 X-ray상 정상
핵의학 예민도 높지만 비특이성
자기공명촬영상 T1WI에서 국소적 혹은 광범위한 저신호강도
T2WI, FLWI가 충혈(hyperemia)에 예민한데 혈관 확장
T2WI에서 요수근관절(radiocarpal joint)삼출액, 활액막염
조영증강시 충혈성 골이 고신호강도 증강됨

2기(stage II) : 일반 필름상 경화(sclerosis)
자기공명촬영상 T1WI 저신호강도 FLWI에서 골수의 고신호강도
월상골이 요골면에서 약간 높이가 감소된다.

3기(stage III) : 관상촬영에서 원위부에서 근위부로 짜부라들고 시상촬

영에서 연장(신전, elongation)된다.

유두골(capitate bone)이 상반되게 근위부로 이동

stage IIIA. 주상-월상인대 정상

stage IIIB. 주상-월상인대 해리(dissociation)

주상골 회전(관상필름에서 월상골 축을 따라 tilting되어 반지징후 ring sign 처럼 보인다.

증례 1. 월상골괴사(lunate necrosis)

- 주소·병력 : 40세 여자환자가 우측 완관절부 동통으로 내원
- 진단 : Kienbocks disease, 월상골(lunate bone)
- 영상소견 : 자기공명 T1T2WI, 관상스캔상 월상골이 짜부라들고 T1WI에서 저신호강도의 균질한 골이 없어지고 등신호강도로 대치되고, T2WI에서 짜부러든 상태의 저신호 강도의 골과 주위에 고신호강도 보이고 시상촬영에서 짜부러든 월상골 가운데 고신호강도 보인다.

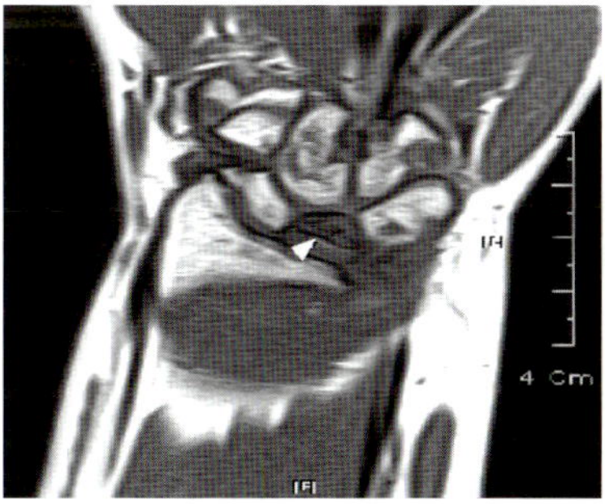

월상골 괴사(TIWI 저신호강도)

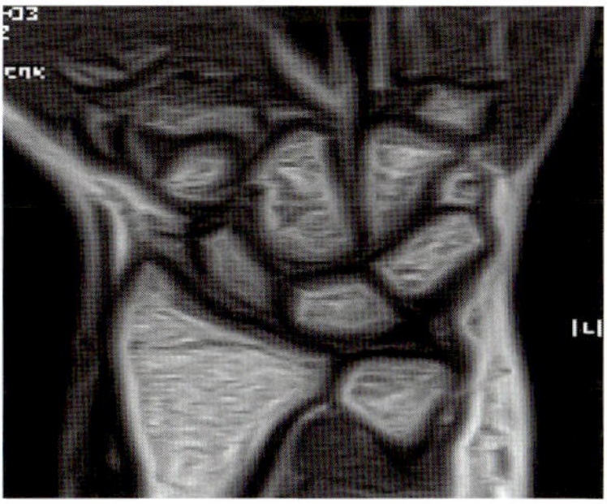

월상골 정상

6. 삼각섬유연골 복합체 파열(Triangular Fibrocartilage Complex, TFCC Injury)

1) 삼각섬유연골 복합체 파열 개요

(1) 외상성 손상(Class I)과 퇴행성 손상(class II)으로 분류한다.

(2) 삼각섬유연골 중앙부 가늘고 이곳이 가장 흔히 파열된다.

(3) 삼각섬유연골 복측 배측 파열에 중앙부 파열이 원위부 요골척골 관절의 불안정 초래한다.

(4) 삼각섬유연골 파열은 척골쪽 손목 동통을 보인다(ulnar sided wrist pain).

(5) 척골변이에서 삼각섬유연골에 과다한 힘이 부과되어 천공되는데 젊은 환자에서 척골쪽 파열 빈도높고 50대에 40%, 60대에 50% 정도가 증상있는 중앙 천공 보인다.

(6) 외상성 파열은 신수근 척골건(extensor carpi ulnaris)파열과 척골 삼각골 인대 파열(ulnotriquetral ligament)을 동반한다.

2) 영상진단(자기공명소견) 특징

(1) 부분파열과 편방향 편파열(unidirectional flap tear)은 일반 관절 촬영술 혹은 관절경에서는 보이지 않는다.

(2) 정상 삼각섬유연골 복합체은 저신호강도로 오목하게 보인다.

(3) 부분파열에서 근위 혹은 원위 가장자리 모양이 불규칙함을 보인다.

(4) 월상골(lunate bone), 삼각골(triquetrum bone), 척골(ulnar bone)의 활액막염과 연골연화증을 동반한다.

(5) T1T2WI 관상필름에서 건내 물질내(intrasubstance)퇴행상 소견 보인다.

(6) FLWI에서 부분, 완전파열이 제일 잘 보인다.

(7) 전면가장자리 파열(volar margin tear)은 배측 아탈구(dorsal subluxation)을 가져온다.

(8) 배측파열(dorsal tear)은 복측 아탈구(전면, volar subluxation)와 관련되어 있다.

(9) 전면(복측)불안정성(instability)은 축상영상 회외운동(supination)에서 보인다.

(10) 배측(dorsal)불안정성은 축상영상 회내운동(pronation)에서 보인다.

(11) 삼각섬유연골 파열의 일차적 증후는 불연속성 혹은 관절디스크 통해 액체 신전(fluid extension)을 보인다는 것이다.

3) 자기공명상 삼각섬유연골 분류

분류 : 외상성 손상(분류 I), 퇴행성 손상(분류 II)

(1) 외상성 손상 세분하면

① 분류 IA : 삼각형섬유관절 고유 디스크의 파열 혹은 외상성파열로 요골 기원 내측 요골면의 파열 과 요수근 관절과 요척골 관절의 소통을 보임

② 분류IB : 척골경상돌기 동반 혹은 동반 없이 삼각형 섬유연골 균열 즉 척골경상돌기와 균열된 삼각형 섬유연골 사이에 조영제 직접 신전 혹은 주상월상인대(scapholunate ligament) 균열 동반 혹은 월상삼각 인대(lunatetriquetral ligament) 없어짐

③ 분류IC : 월상골 부착부위 혹은 삼각골 부착 부위를 통해 삼각형 섬유연골의 원위부 균열

④ 분류 ID : S자 홈 골절 동반 하든 안하든 원위부 S자 홈 부위 요골쪽 균열 즉 요골수근, 요척골구획 조영제 소통된다.

(2) 퇴행성 손상 세분하면

① IIA(복잡성 삼각형 섬유연골 소모(TFCC wear 즉 파열없이 삼각형 섬유연골퇴행성으로 가늘어짐)

② IIB(복잡성 삼각형 섬유연골 소모{(TFCC wear 월상골(lunate)과 척골연골연화(chondromalacia)을 동반)}

③ IIC{(월상골 혹은 척골 연골연화와 관련된 복잡성 삼각형 섬유연골 파열 TFCC perforation in assocation with lunate or ulnar chondromalacia)}

④ IID{(II + 월상삼각골 인대 파열(lunatetriquetral ligament perforation)}

증례 1. 삼각섬유연골 복합체파열(TFCC injury)

- 주소·병력 : 24세 여자환자가 교통사고 수상 후 좌측 완관절부 신전시 통증과 삼각 섬유연골 복합체 부위에 압통이 지속되고 부종으로 내원
- 수술소견 : 척골 앞면쪽(ulnar volar)으로 주변부 파열소견 보이고 척골수근골 인대(ulno-carpal ligament)는 정상
- 영상소견 : FLWI시상스캔에서 삼각섬유연골 복합체의 척골전면 부위가 예리하게 등신호강도로 끊겨 있고 관상스캔에서 삼각섬유연골 복합체 속이 등신호강도로 정상 균질한 저신호강도의 모양이 없어진 소견을 보인다.

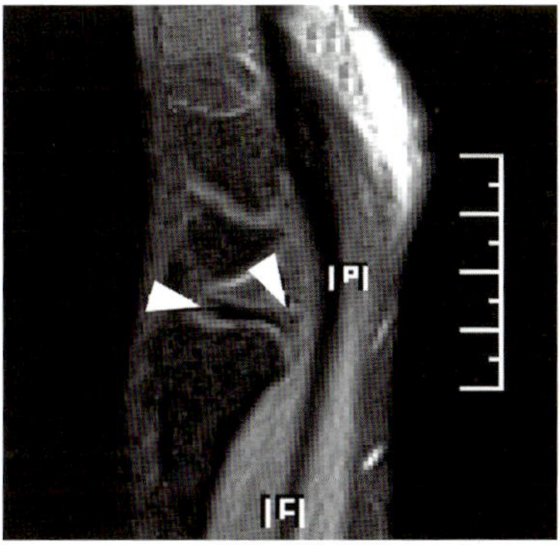

TFCC 파열(FLWI상 등신호강도)

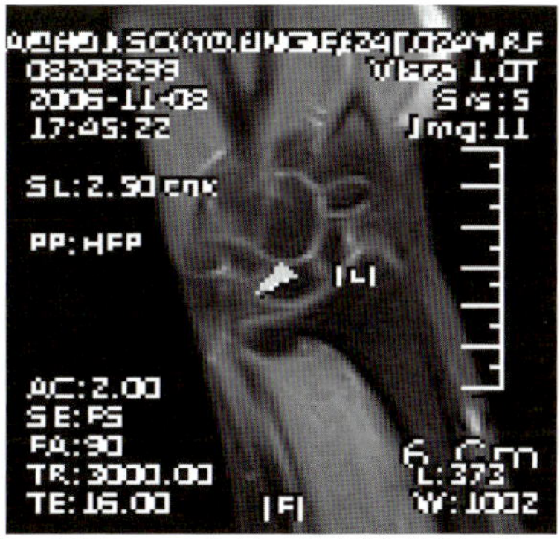

TFCC 파열(FLWI 관상스캔상 등 신호강도)

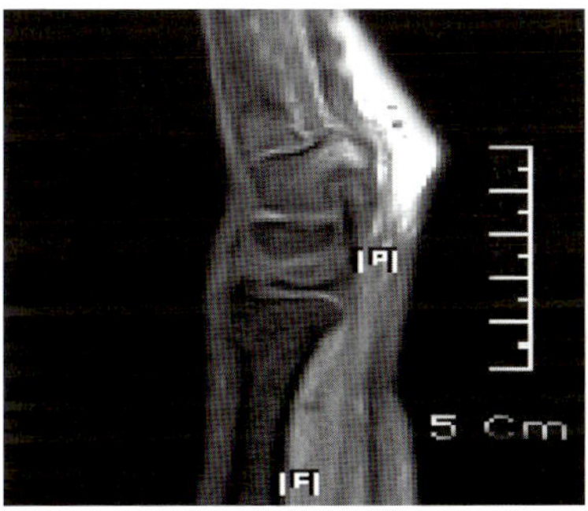

삼각섬유연골 정상

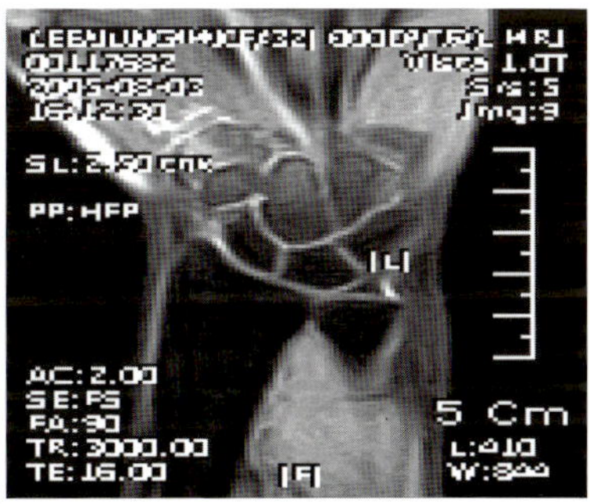

삼각섬유연골 정상

7. 골단골절(Epiphyseal Fracture)

1) 골단골절 개요

골단 골절 형 분류(그림 3-4)

(1) I형 : 순수한 골단(epiphyses) 전위를 가진 분리

(2) II형 : 골단 전위를 가진 골간단(metaphyses) 조각

(3) III형: 성장 판을 포함한 골단을 통한 수직 골절

(4) IV형 : 골간단을 포함한 골단을 통한 수직 골절

(5) V형: 원위부 대퇴골, 근위 경골 골단 중앙 손상 등이다(골단판 좌멸).

(6) VI형: 연골손상 환 손상

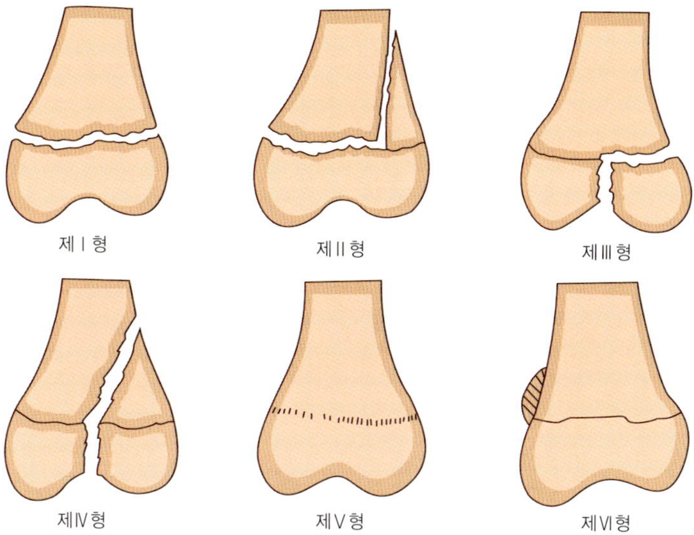

그림 3-4. Salter-Harris의 골단판 골절의 분류

제1형 : 골단분리(seperation of epiphysis). 골단이 골절편없이 골간단에서 분리/전단(shearin), 염전(torsion), 견열(avulsion) 등에 의해 발생. 골막파열 없으면 전위없고 전위되어도 쉽게 원위치로 정복

제2형 : 골단 골절분리(fracture seperation of epiphysis). 골단이 골간단에서 분리되고 분리된 골단이 골간단의 일부를 포함해 골절/골단판 골절중 빈도 가장 높다/골간단 골절편이 있는 쪽 골막 손상 없고 반대편 골막 찢어진다.

제3형 : 골단 부분 골절(fracture of part of epiphysis). 골절선이 관절면에서 시작해 골단판에 이르고 한쪽 골단판 따라 골단이 분리되는 양상으로 골단의 관절내 골절이다.

제4형 : 골단 및 골간단 골절(fracture of epiphysis & metaphysis) 골전선이 관절면에서 시작해 골단을 통해 골단판을 통과해 골간단부로 지나는 골절로 상완골 외과에 호발

제5형 : 골단판 좌멸(crushing of epiphyseal plate). 골단판이 수직 압력에 의해 좌멸되는 손상으로 슬관절 및 족관절에 발생

제6형 : 연골막 환 손상(injury of perichondral ring). 연골막 환이란 Ranvier구와 골간단의 골막이 부착되어 있는 환형의 교원 섬유대로 골단판의 횡적성장을 담당한다. 빈도 드물다.

2) 임상치료

type II 형은 골단이 골간단 에서 분류 되고 분리된 골단이 골간단의 일부를 포함한채 골절되는 것으로 골단판 골절 중 가장 빈도가 높다. 방사선 소견상 삼각형의 골간단 골절편이 보이는데 이것을 Thuston-Holland 소견 이라 한다. 치료는 골단판 손상의 양상에 따라 정확한 진단과 성장 장애를 예견하여 보호자에게 그 위험성을 이해시켜야 한다. 일반적으로 도수정복에 의한 치료 방법이 사용 되나 골절의 양상에 따라 수술적 치료가 필요할 수 도 있고 수술적 치료는 골막을 포함한 연부 조직 손상을 최소화 하여야 하며, 골단판 에서는 연골막 환 손상을 최소화 하여야 한다. 내고정술시 금속물의 골단판 관통을 가능하면 피한다.

증례 1. 골단골절, 탈구(epiphyseal fracture, dislocation)

- 주소·병력 : 3세 남자환자가 자동차 범퍼에 부딪혀 우측 무릎동통과 부종으로 내원
- 진단 : 골단골절 제4형에 골단 탈구 동반
- 영상진단 : 우측 원위 대퇴골 내측 골간단이 골절되면서 골단 탈구를 동반
- 수술소견 : 원위부 대퇴골 내측 골간단 부리(metaphyseal beak)를 지닌 Salter-Harris 2형의 골단 손상으로 원위 골편이 굴곡되어 근위부로 이동되어 있었다.

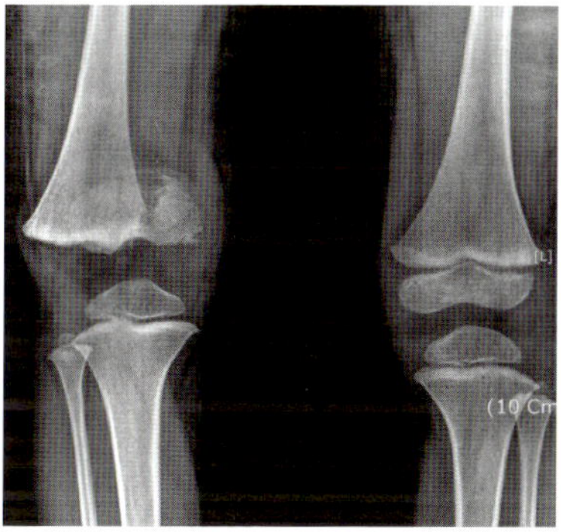

골단골절, 탈구 정상

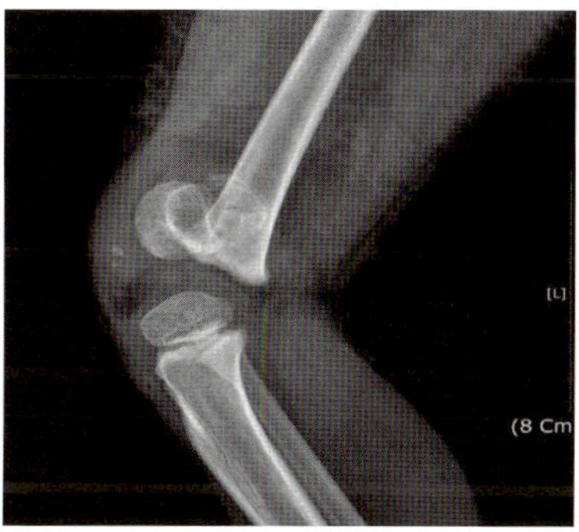

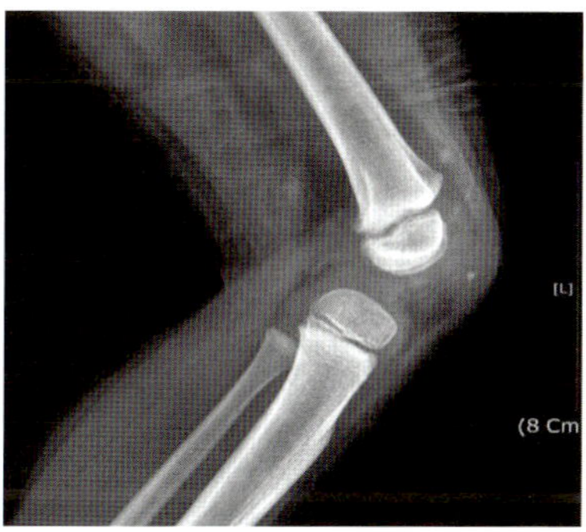

골단골절, 탈구 정상

증례 2. 골단판 손상(epiphyseal injury)

- 주소·병력 : 6세 남자환자가 우측 4th metatarsal bone epiphyses 부위 동통과 부종호소
- 진단 : 골단판 손상 epiphyseal injury
- 영상소견 : 제4중수골 골단판 내측면이 떨어져 나아간양 불분명하고 골단판이 넓어져 있어 제3형으로 진단

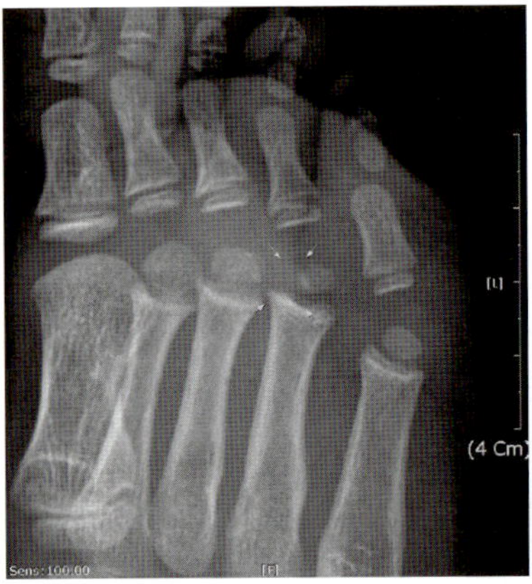

제4중수골 골단판 박리

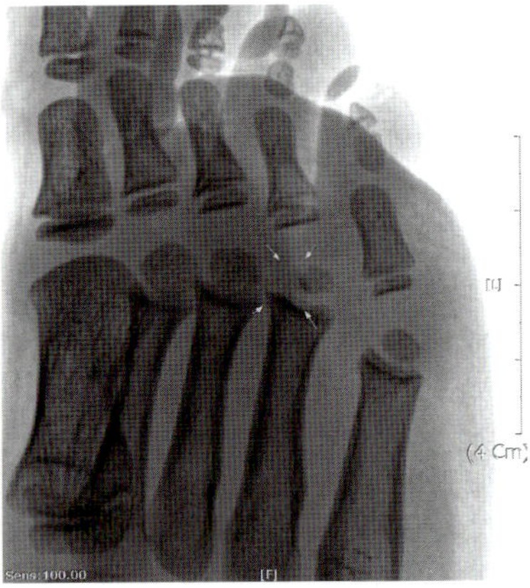

제4중수골 골단판 손상

8. 지골골절(Fracture of Pharynges)

1) 지골골절 개요(그림 3-5)

(1) 수지골 골절(fracture of pharynges)은 굴곡근건과 신전근건의 근력 균형에 따라 골절된 범위에서 전위를 일으킨다.

(2) 근위지 골절은 수장부 쪽이 볼록해지기 쉽다.

(3) 중위지골 골절시는 표층 지굴근건(flexor sublimis)에 붙어 있는 것보다 근위부 것은 수장부 쪽으로 볼록해지고 지굴근건에 붙어 있는 것보다 원위부 것은 수장부 쪽이 볼록해진다.

(4) 원위지골의 골절시는 추지(mallet finger)가 된다.

근위지 골간부 골절에 보여지는 전형적인 장축굴곡 변형

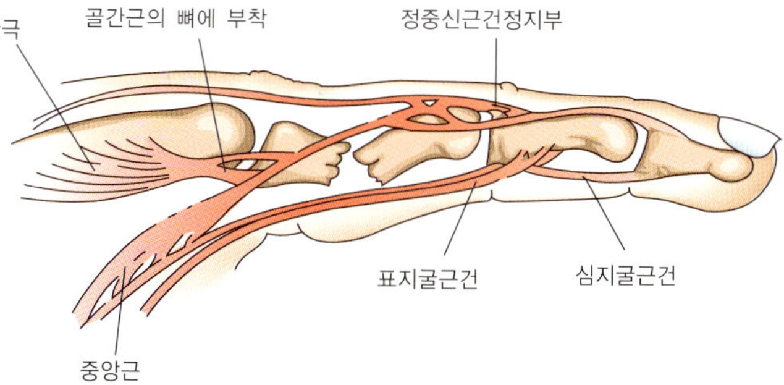

골간근, 종양근의 작용에 의해, 또한 신전근건의 견인력에 의해 정형적인 수장측굴곡 변형을 나타낸다.

그림 3-5. (계속)

중위지골 골절의 전위

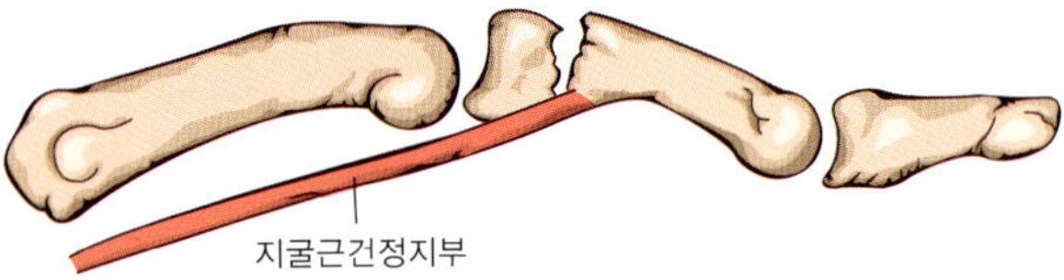

기저부골절(배출凸변형)

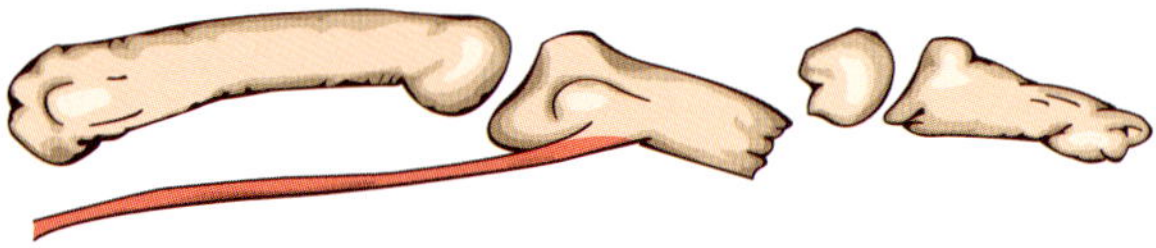

경부골절(장측凸변형)

골절이 표지굴지건 정지부의 끝에 수장측 굴곡의 전위를, 또 골절이 정지부보다 원위부일때 수장측굴곡위의 변형을 생기게 한다.

근위지간 관절손상

근위지간 관절의 탈구 골절 :
수지부의 외상으로 흔히 발생하는 골절로 근위지간 관절 경도 굴곡위에서 강한 외력이 생길때 발생
장측골편 25%이상 관절면포함시 중위지골은 장측으로 탈구

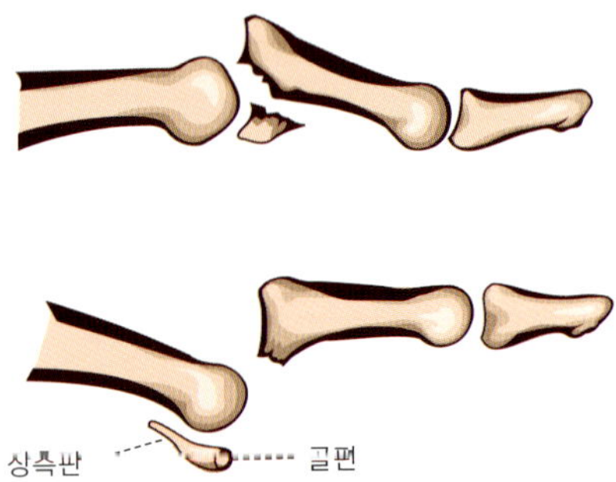

근위지간관절이 과신전된 경우에 자주 생긴다. 이 탈구는 장측판의 중위지골 부착부위에 단열을 일으키는 소결편을 동반한 골절

그림 3-5. (계속)

추지(Mallet finger)의 종류

건단열형 :
신전근건의 종건의 피하단열

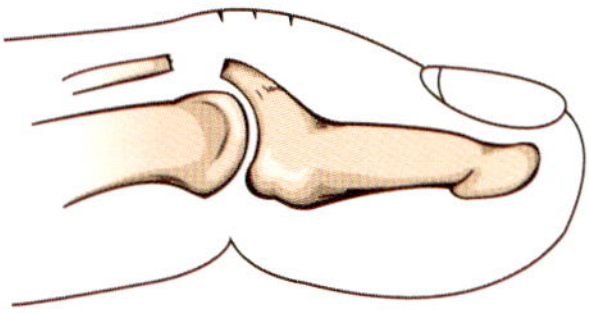

견열 골절형(avulsion fracture)

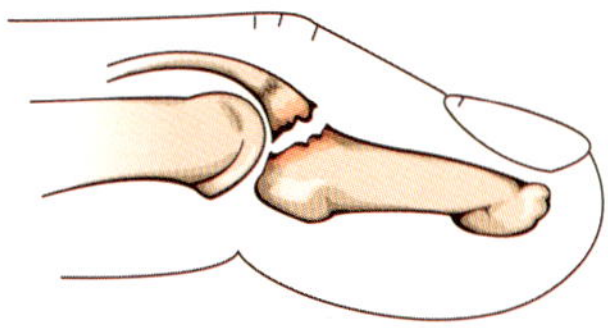

골절성 탈구 :
견열된 골편은 크게 원위지골은 장측으로
전위한다.

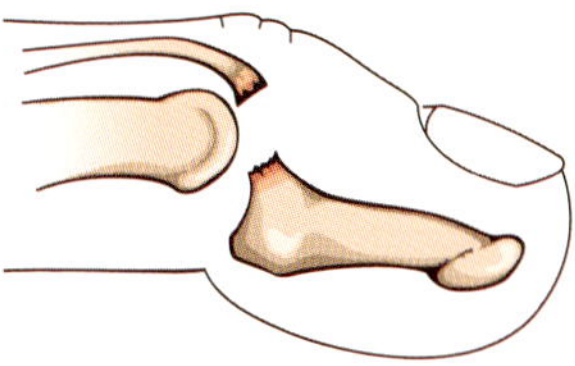

원지골간부 골절 형태

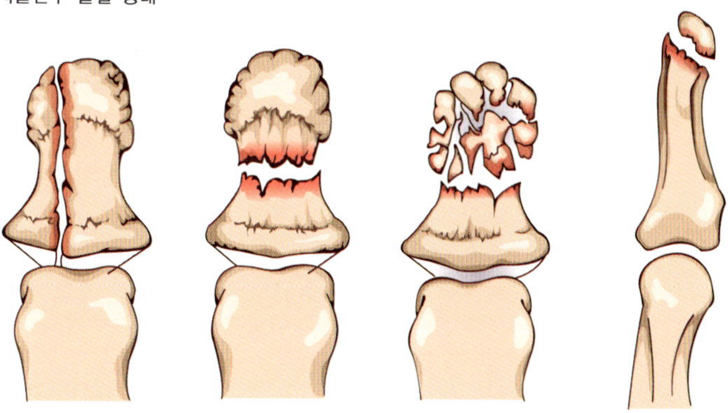

종골절 횡골절 분쇄골절 원위지절 골단의 골절

그림 3-5.

증례 1. 모지지골 박리골절(chip avulsion fracture, thumb finger)

- 주소·병력 : 17세 남자환자 오토바이 운전중 승용차에 수상당해 제3지골에 동통을 주소로 내원
- 진단 : 모지지골 박리골절(thumb finger tiny chip avulsion fracture)
- 영상소견 : 모지지골 근위부에 견열된 골절이 보인다.

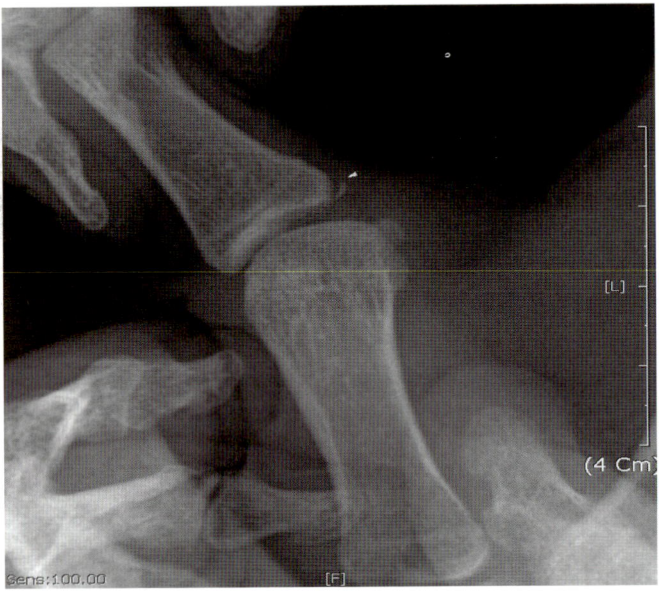

모지지골 박리골절

증례 2. 추지(mallet finger)

- 주소·병력: 42세 남자환자가 문 사이에 끼면서 제 4지골에 동통을 주소로 내원
- 진단 : 추지(ring finger mallet)
- 영상소견 : 제 4수지 원위지골 근위부에 견열된 골절이 보인다.

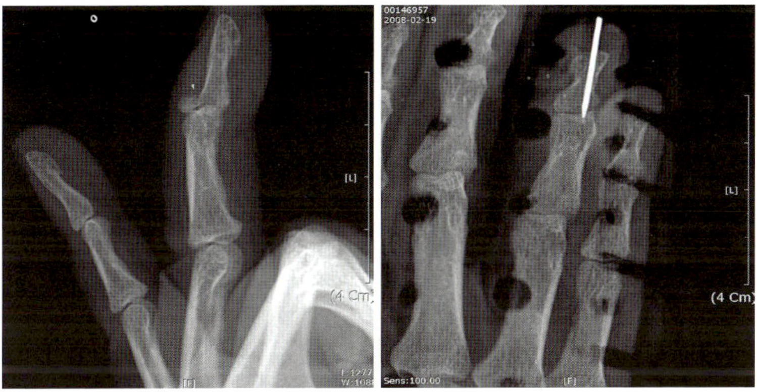

제4수지원위지골 견열골절

증례 3. 원위지골 골절(fracture of distal pharynges)

⊙ 주소·병력 : 50세 여자환자가 방문에 손가락이 끼여 동통을 주소로 내원

⊙ 영상소견 : 두 번째, 세 번째 원위지골에 골절선들이 보인다.

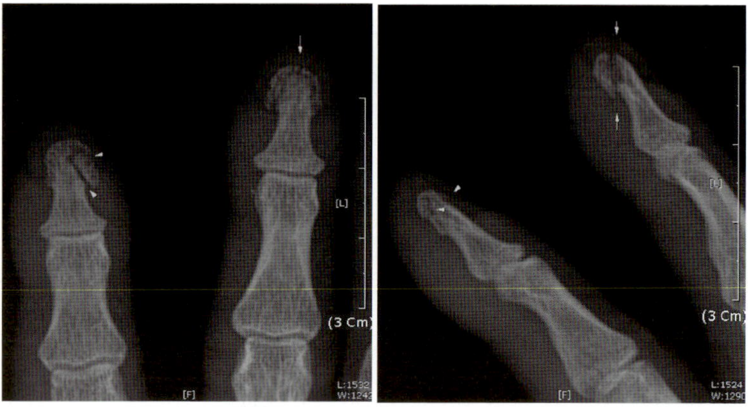

두번째, 세번째 원위지골 골절

증례 4. 류마티스 관절염(rheumatoid arthritis)

- 주소·병력 : 28세 남자환자가 다발성 관절 동통을 주소로 내원 활액막절제술 받은 경력
- 영상소견 특징 : 관절강 좁아지고 요골원위부와 수근골에 골성낭종성 미란 소견 보이고 경화소견을 보인다.
- 일반적 X-ray 특징
  ① 관절하 골다공증
  ② 골변연 미란(marginal cystic rarefaction)
  ③ 관절강 좁아짐
  ④ 연골석회화(chondrocalcinosis)
  ⑤ 아탈구와 변형(subdislocation, deformity), 강직(ankylosing)

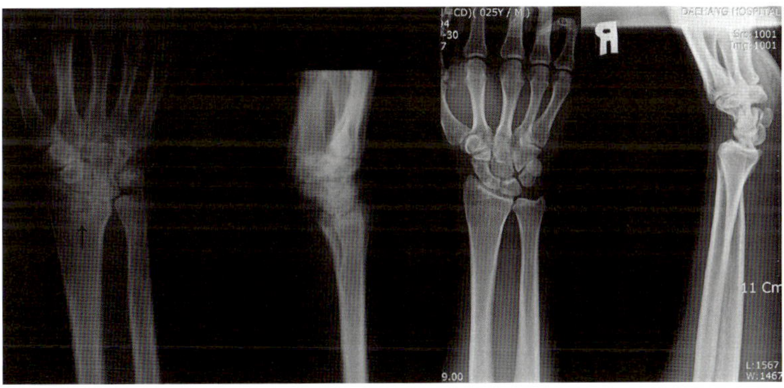

류마티스성 관절염	정상

9. 이물질(Foreign body)

1) 개요

유리조각이나 바늘 등에 의해 찔려서 응급실로 내원한 경우 반드시 연부조직 X-ray촬영을 해서 찾아 내도록 하고 X-ray상 보이지 않은 경우에는 CT촬영 혹은 초음파 촬영으로 찾아 낼 수 있다.

증례 1. 이물질(foreign body, needle)

- 주소·병력 : 26세 남자/손에 유리 박힘
- 영상소견 : 두 번째 손가락 중지에 바늘양 모양의 방사선 비투과성(하얀)음영이 연부조직에 보인다.

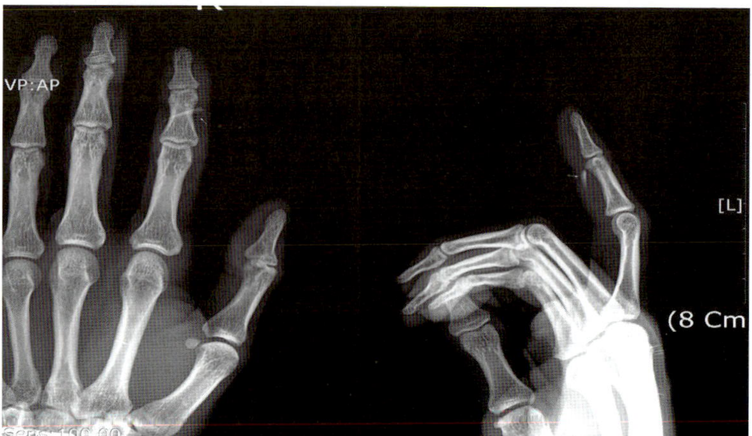

Chapter 4

고관절(HIP JOINT)

1. 무혈성괴사증(Avascular Necrosis)

1) 무혈성 괴사증(avascular necrosis) 개요

(1) 외상관련 : 전위된 대퇴골 경부 골절과 흔치 않지만 고관절 골절 혹은 탈구 후 상태

(2) 비외상성 무혈성 괴사증이 젊은 사람에게 일어나고 양측성으로 오고 과도한 음주가 원인으로 생각되고 있고 그 외에 부신피질 항진증(hypercorticolism), Gauchers 병, 비만, 혈색소병증(hemoglobinopathy), 췌장염, 잠합현상(dysbaric phenomena) 등에 의해 지방색전(fat embolism)에 기인한 혈관공급 차단이 원인이 되어 염증을 야기하고 국소적 혈관내 응고를 일으킨다.

(3) 자기공명촬영이 골수(bone marrow)지방신호강도에 예민하다.

(4) 연골하 골절로 인한 2차적 관절연골이 지지해 주지 못해 관절파괴 가져온다.

(5) 자기공명촬영상 이중선 징후(double line sign) : 반응성 골간격 안쪽에 육아조직을 가진 염증성 반응

(6) 자기공명영상에서 비증상을 보인 반대편 침범이 간혹 보인다.

2) 영상소견 특징

(1) 일반필름

① 연골하 허탈(subchondral collapse)이 진행된 징후로 보이는데 전상방 대퇴골두(anterosuperior femoral head) 관절하에 방사선투과성(저음영) 초승달 모양으로 보인다(subarticular radiolucent crescent).

② 대퇴골두 침범으로 관절강이 좁아지고 관절구(acetabulum)변화보다 크게 나타난다.

③ 대퇴골두 괴사

(2)핵의학 소견

① 일반 X-ray 필름보다 조기 발견(자기공명촬영보다 덜 예민하다.)

② Tc부착된 Phosphate 와 설퍼 콜로이드(sulfur colloid)

(3) CT소견

① 축상 CT 영상에서 경화 형태

② 기(staging)분류하는데 일반 X-ray가 좀 더 정확하다.

③ MR에 비해 좀더 덜 예민하다.

(4) 자기공명촬영소견

① CT와 핵의학 보다 좀 더 예민하다.

② 관절삼출액, 골수 부종, 연골상태를 잘 볼 수 있다.

③ 쐐기형의 연골하골(subchondral bone)경색(infarct)

④ 시상영상은 대퇴골 형태 특히 피질 납작해짐(cortical flattening)을 관찰하는데 많이 사용된다.

⑤ 80%에서 이중선 징후(Double line sign : T2WI에서 주변부 저신

호강도에 안쪽면 고신호강도의 이중선을 보인다.) : 이는 반응성 골간격 안쪽에 육아조직 가진 염증성 반응으로 생각된다.

⑥ Ficat와 Arlet의 기(staging)

제0기 : X-ray상 정상이나 자기공명영상에서 T1WI중앙에 지방신호로 저신호강도, T2WI에서 안쪽띠에 고신호강도, 주변 바깥띠엔 저신호강도의 이중선 징후(double line sign)가 보인다.

제1기 : 골소주 정상에 약간 골다공성(porotic)/ 이중선 징후 없다.

제2기 : 골소주 경화(sclerotic)

제3기 : 대퇴골두 구형 모양 소실. 초승달 징후

제4기 : 대퇴골두 허탈(collapse), 관절연골 파괴

*제1. 2기 관절선은 정상으로 유지되고 대퇴골두는 구형/ 2기는 경화 소견 보인다.

*제3기 : 괴사골에 생존한 골들이 보이는데 골수강이 단핵구와 조직구로 채워져 이들이 X-ray 변화 가져오는데 괴사된 부위에서만 세포가 안보인다. X-ray상 대퇴골두 없어지고 초승달 징후로 연골하골 부위에 방사선 투과성 음영이 보이는데 이는 연골하골(subchondral bone)과 대퇴골두 아래 사이에 골절을 나타낸다. 괴사 부위는 좀더 방사선 비투과성인 고음영으로 보인다. 관절강은 유지된다

*제4기 : 좀 더 허탈(압궤, collpase)되고 관절파괴와 관절강 좁아지고 연골하 골절을 가져온다.

⑦ 자기공명영상 분류(골괴사의 신호강도에 의해)

Class A : 골괴사가 지방신호강도(T1WI 고신호강도, T2WI 중등도 신호강도)

Class B : 혈액출혈 신호강도(T1T2WI 고신호강도)

Class C : 액체 신호강도(T1WI 저신호강도, T2WI 고신호강도)

Class D : 섬유성 신호강도(T1T2WI에서 저신호강도)

*위 네 분류 모두 괴사된 중앙부위를 경계지워주는 가장자리 저신호강도를 보인다.

⑧ 조기 무혈성 괴사증에서는 조영증강시 조영증강이 떨어진다.

⑨ T1T2WI에서 저신호강도는 섬유화 대치를 의미 한다.

⑩ 결핵과의 감별점 : 결핵 소견은 대퇴골두유지, 관절파괴 많고 관절구 침범

3) 임상적치료

보전적 요법을 시행할 수 가 있으나 대부분의 경우 질환의 진행을 예방하게 위하여 질환의 초기에 치료를 시행 하는 것이 중요하다. 일반적으로 초기 이거나 골 괴사 부위가 광범위 하지 않을 경우에는 감압술, 천공술 또는 골 이식술 등이 많이 시행되고 있다. 이미 대퇴 골두의 함몰이 상당히 진행하였거나 관절염이 동반 되어 대퇴 골두의 보존이 어려운 경우에 시행하는 관절치환술 에는 고관절 치환술, 전치환술, 최근에는 표면 치환술(surface replacement) 등이 시행되고 있다.

증례 1. 무혈성괴사증(AVN. avascular necrosis)

⊙ 주소·병력 : 64세 남자환자가 1개월간 우측 고관절 동통을 주소로 내원

⊙ 영상소견 : 일반 X-ray 필름상 거의 정상. 자기공명촬영상 우측 대퇴골두에 T1WI에서 선상 반점상과 반지양 저신호강도, T2WI에서 안쪽에 고신호강도 보이고 주위에 일부 곡선의 저신호강도 보인다. Stage 0.

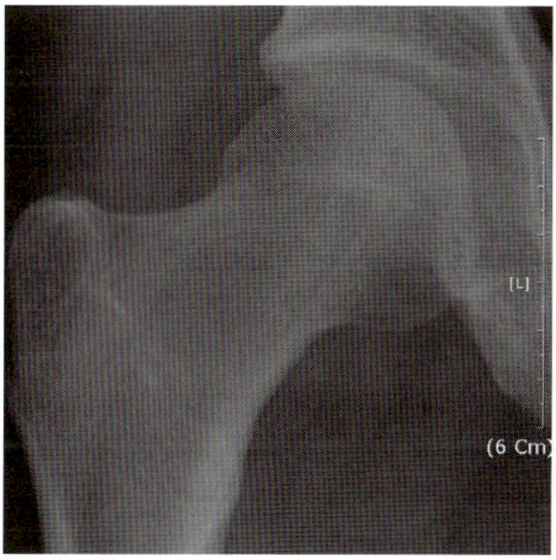

우측 대퇴골두 정상

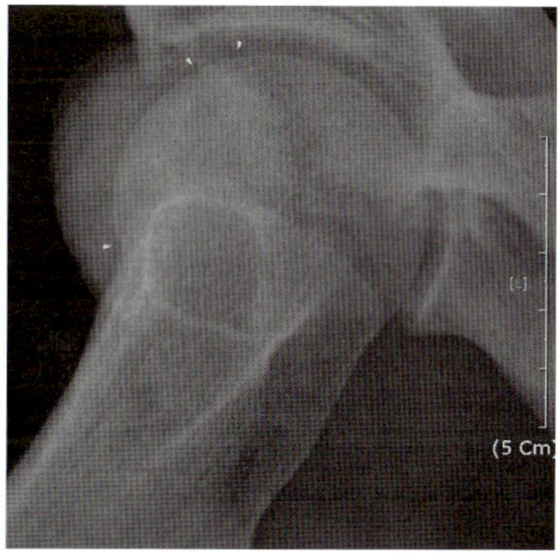

우측 대퇴골두 몇군데 낭종성 미란
(cystic rarefaction)

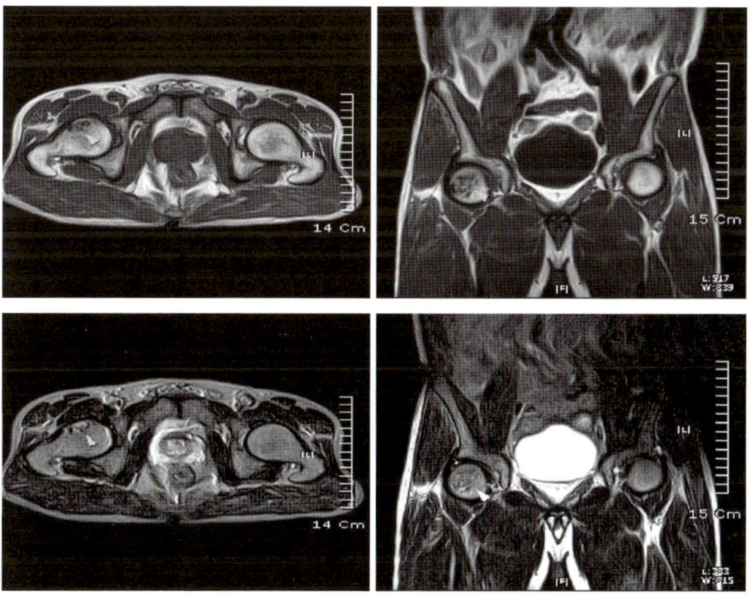

TIWI 상 선상, 반지양저신호강도, T2WI상 안쪽에 고신호강도, 주위에 곡선의 저신호 강도(우측 대퇴골 괴사)

증례 2. 무혈성 괴사증(AVN. avascular necrosis)

- ⊙ 주소·병력 : 50세 남자환자가 교통사고로 입원 그러나 그 전부터 좌측 골반부 동통을 호소
- ⊙ 수술진단 : Ficat stage III로 acetabulum(관절구)는 정상 유지하고 있었다.
- ⊙ 영상소견 : 일반 X-선 소견상 좌측 대퇴골두 납작해지고 경화소견 보이고 자기공명관상 축상 FLWI에서 대퇴골두 납작해지고 저신호강도와 일부 주위에 고신호강도 소견 보인다.

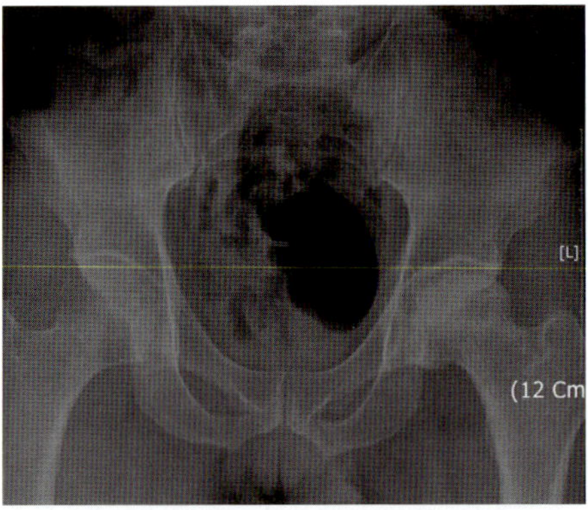

좌측 대퇴골두 골괴사

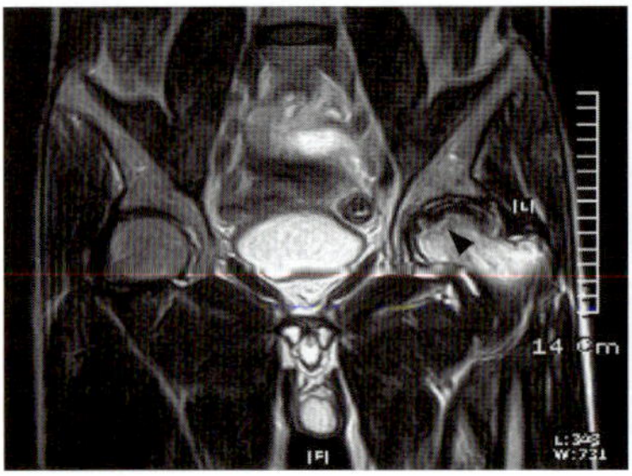

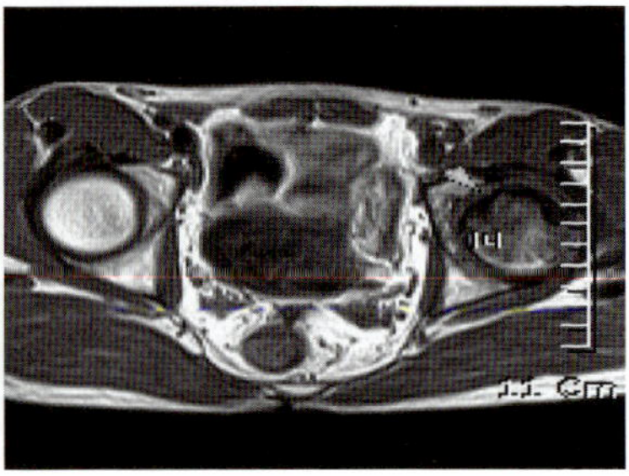

좌측대퇴골두 골괴사(FLWI 상 저신호강도와 주위에 일부 고신호 강도)

2. Legg-Calve-Perthes 질환

1) Legg-Calve-Perthes 질환의 개요

(1) LCP 는 대퇴골두 골단의 골연골염으로 다른 용어로는 가성외반고(pseudocoxalgia), 필수적인 편평고(essential coxa plana) 등으로 불린다.

(2) 3~14세 까지로 정점 연령은 6~8세이다.

(3) 보통 병변은 양측에 많고 남자에 흔하다.

2) 영상소견 특징

(1) 골격 성숙 지연

(2) 대퇴골화 핵 크기 감소(reduction in size of the femur ossific nucleus)

(3) 대퇴골두 전위(보통 외측으로 2~5 mm 정도. 따라서 내측 관절강 넓어짐)

(4) 대퇴골성 핵에 열구{(fissures in the femoral ossific nucleus (caffey 골절이라고 부르고 내선위 전후 방향촬영(frog view)에서 잘보임)}

(5) 대퇴골성 핵두에 농축 소견(extradensity of the femoral ossific nucleus)

(6) 골단내에 가스(intraepiphyseal gas : 석회화된 골단 골화 중심부위와 그 주변 연결된 연골조직 사이에 검은 대)등의 소견을 보인다. 촬영은 골반 전후촬영과 내선위 전후 방향 촬영이 필수적이다.

3) 임상치료

6~8세에서 가장 흔하고 남아가 여자 보다 4배 정도 많다. 치유까지 걸리는 기간은 골두의 이환 정도 및 당시의 나이에 따라 다르나 대개 1~2년 이상 장기간을 요한다. 예후 역시 6세 이전에 발병된 경우 경하게 진행 되며 6~9세는 중등도, 9세 이후에 시작된 경우는 경과가 나쁘다. 치료의 목적은 대퇴 골두 변형의 방지, 성장 장애의 교정 및 골 관절염의 예방 이다. 치료의 우선 과제인 관절 운동의 회복을 위해 견인이나 석고 고정을 시행 할 수 있고 내전근 구축의 치료로 내전근 절단술을 시행할 수도 있다. 관절 운동이 회복 되면 대퇴 골두의 비구내 유치를 위해 외전 보조기, 대퇴골 절골술, 무명골 절골술 등이 이용 된다.

증례 1. Legg-Calve-Perthes disease

- 주소·병력 : 5세 남자가 우측 고관절 동통을 주소로 내원
- 영상소견 : 우측 대퇴골 골단부위 납작해지고 일부 경화 및 낭종성 미란 형성과 열구(fissure)형성

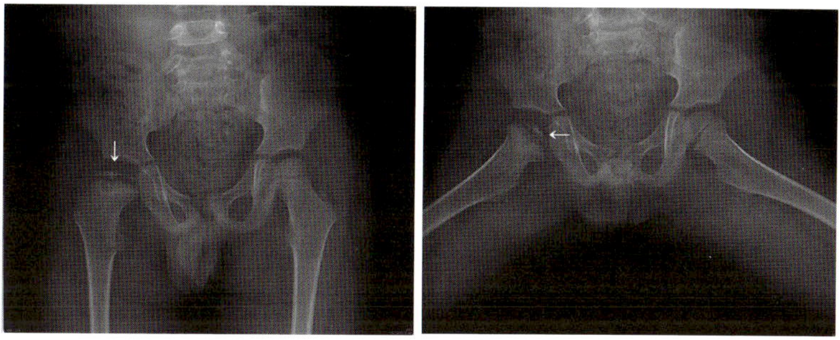

우측 대퇴골 골반부 납잡해지고 경화 및 낭종성 미란형성과 열구(fissure) 형성

3. 대퇴경부골절(Femur Neck Fracture)

1) 대퇴경부 골절(fracture of femur neck)의 개요

대퇴골 선상 골절은 일반 X-ray 상 확진 어려울 때, CT 혹은 자기공명촬영으로 확진한다.

(1) 관절안 대퇴경부 골절(intracapsular femur neck fracture) : 골두하 골절(subcapital fracture, 흔하다), 횡경부 골절(transcervical fracture, 흔하지 않다.), 경저부 골절(basocervical fracture, 흔하지 않다)

(2) 외상 후 골 괴사가 30%이상 온다: 근위부 대퇴골 경부 골절에 좀더 흔하다.

(3) 대퇴경부 피로골절(stress fracture): 정상골에 반복적은 스트레스로 과다사용. 골다공에서 불충분한 골절.

(4) 관절내 골절이 전자간(intertrochanteric)골절보다 2~3배 흔하다.

(5) 관절내골절(골두하 골절, 횡경부골절), 관절밖 골절{(전가간골절intertrochanteric, 전자 하부골절(subtrochanteric fracture)로 나눈다(그림 4-1)}.

(6) Graden분류(그림 4-2)

제1기 : 불완전 골절로 골성연골이 잔존함

제2기 : 전위되지 않은 완전골절

제3기 : 불완전 전위를 동반한 완전골절

제4기 : 완전전위 동반한 완전 골절

*전위가 큰 관절내 골절일때는 중전근, 그 후면에 있는 외선근군에 의해 외전되고 소전자에 붙어있는 장요근에 의해 상부쪽으로 당겨지면 다시 대퇴골간부에 붙어있는 내전근군에 의해 안쪽으로 돌아간다.

*관절내 골절은 가관절, 골두괴사를 가져온 반면, 관절외 골절은 일반적으로 골유합이 양호하다. 골두괴사는 골절이 생겼을 때 경부골막 상부의 동맥이 끝어진 상태에 의해 생기는 무혈성 괴사이다.

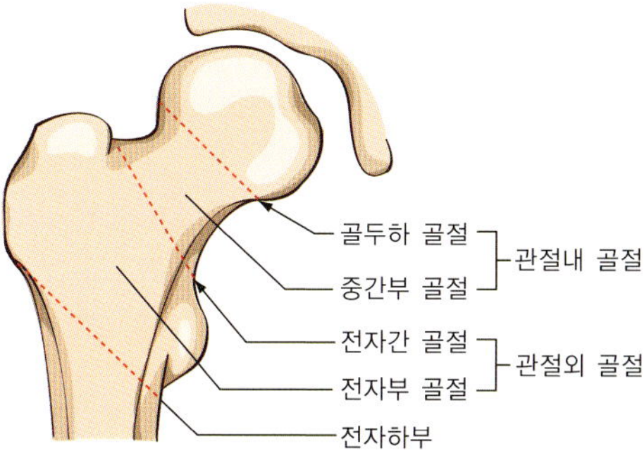

그림 4-1. 대퇴골 경부골절의 분류

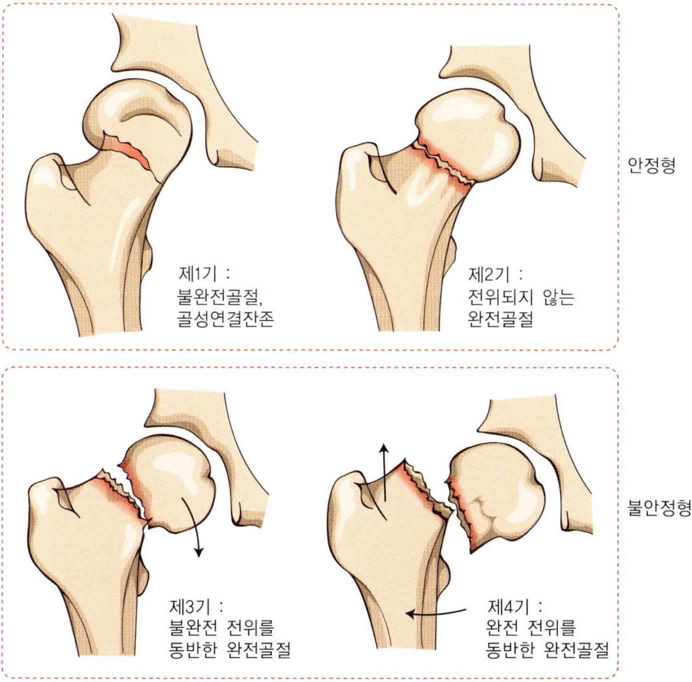

그림 4-2. 대퇴골 경부골절의 분류(전위 정도에 의함)

2) 영상진단 특징

(1) 일반필름소견

① 골두하골절(subcapital fracture)

골소주 파괴, 매복에 의한 2차적 경화(scleosis 2ndary to impaction)

대퇴골두와 경부사이에 피질 비정상

엄밀한 피질 파괴(굴절을 가지거나 갖지 않거나).

② 피질골절(stress fracture)

일반필름에서 정상

경화

Blickenstaff 와 Morris 분류

제 1형 : 골절선 없이 골외막 내막에 골막반응(endosteal, periosteal callus)

제 2형 : 골절선

제 3형 : 골절(전위동반)

3) 자기공명소견

(1) 전위되지 않은 대퇴경부 골절(일반필름상 정상)

(2) 골절분절이 형태적으로 뚜렷하다.

(3) 미세 골소주 피로골절(microtrabeculae stress fracture, 내외측 피질 정상유지).

(4) FLWI에서 촬영 도움, 그러나 T1WI상 골절선 저신호강도에 반해 지방신호 강도 나타내는데 중요하다.

(5) T1T2WI에서 골절선이 저신호강도로 보인다.

(6) T2WI, FLWI에서 주위 골수 부종과 출혈이 고신호강도로 보인다.

(7) 조영증강 자기공명촬영 : 대퇴골 골절 후 대퇴골두 관류을 강조하는데 균일한 증가신호강도를 보인다.

(8) 골다공으로 인한 골절과 병적 골절 감별(관련된 골수 대치)
(9) 무혈성 괴사증 조기에 찾아낸다.
(10) 관절구(acetabulum)과 대퇴골두에 관련된 연골 병변을 직접 찾을 수 있다.

4) 임상치료

경부 골절은 합병증으로 대퇴골두 무혈성 괴사와 불유합이 자주 발생 하기 때문에 예후가 가장 나쁜 골절의 하나로 알려져 있다. 노인에서는 전위나 동반된 분쇄가 심하거나, 골절된 후 수일 이상 경과 된 경우, 혹은 정복이 잘 안되는 경우, 처음부터 골두를 떼어내고 편측 고관절 성형술을 시행한다.

증례 1. 대퇴경부 골절(femur neck fracture)

- 주소·병력 : 75세 남자환자가 교통사로로 내원
- 임상진단 : 좌측 대퇴골 경부 골절(Garden 분류 stage II)/외반(valgus)
- 영상소견 : 일반 X-ray상 약간 진한 지그재그 모양의 방사선투과성 음영이 좌측 대퇴경부에 보여 골절선을 확인 할 수있다. 자기공명촬영상 좌측 경부 길이가 짧아지고 T1WI에서 진한 저신호강도, T2FLWI에서 고신호, 혼합신호강도가 보이고 경부 아래쪽 골수에도 부종소견이 보인다.

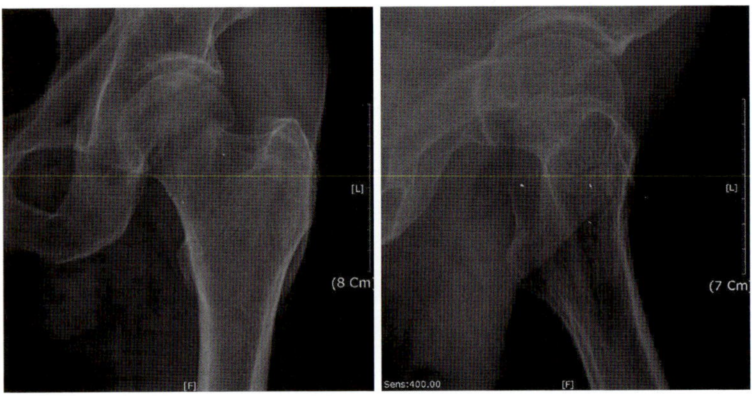

지그재그 모양의 방사선투과성(검정)음영이 대퇴경부에 보인다.

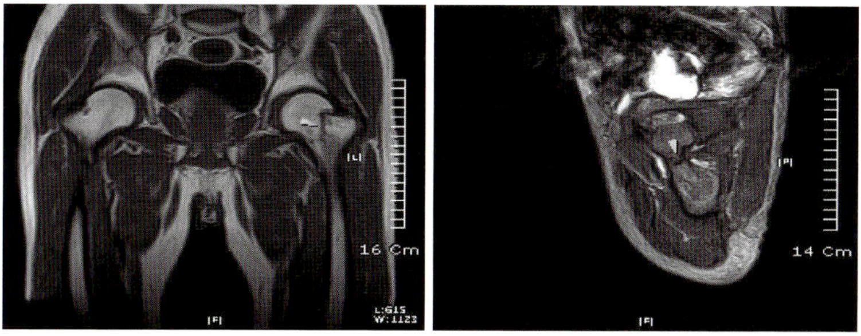

T1 coronal sagittal WI상 좌측경부에 불규칙한 저신호강도(골절선)

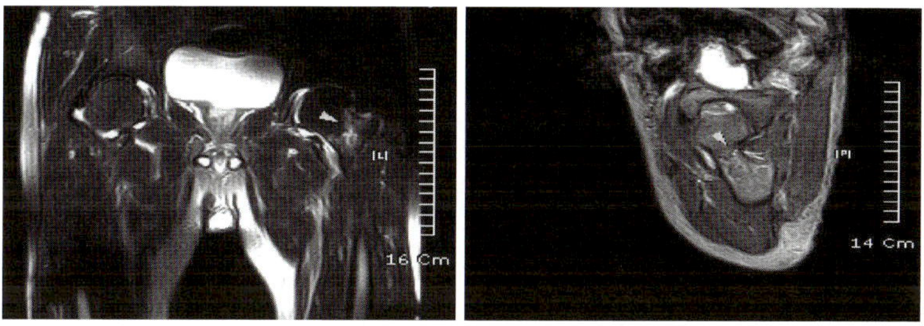

T2 coronal sagittal WI상 고신호, 혼합 신호가 좌측경부에 보인다(골절선)

증례 2. 대퇴경부골절(femur neck fracture)

- 주소·병력 : 62세 여자환자
- 영상소견 : 일반 X-ray 소견상 우측 대퇴골 경부에 피질 끊겨 있고 희미하게 방사선 투과성 음영의 선상골절이 보인다.
- CT필름상 우측 경부가 좌측 정상 경부에 비해 골두와 경부 접합부위가 매끄럽지 못하고 결절성면이 보이면서 경화소견이 보이고 피질 끊김 양 음영을 보인다.

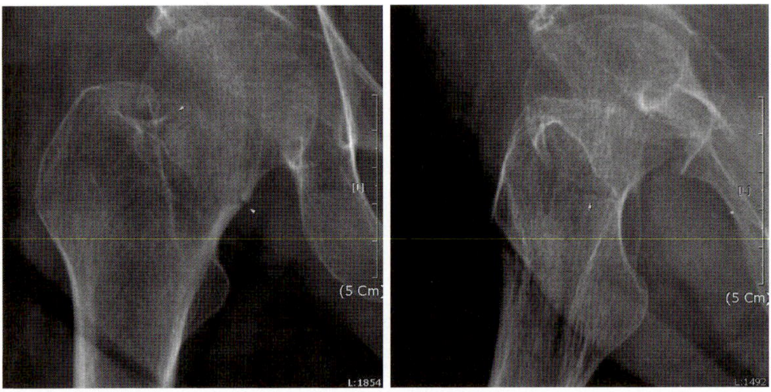

우측 대퇴경부 골절선

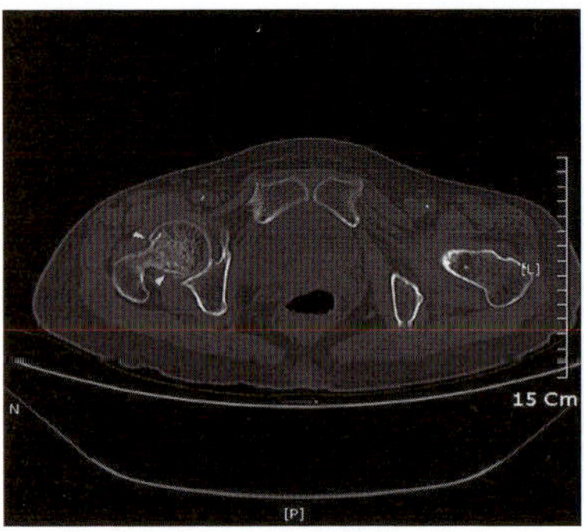

우측 대퇴경부 골절

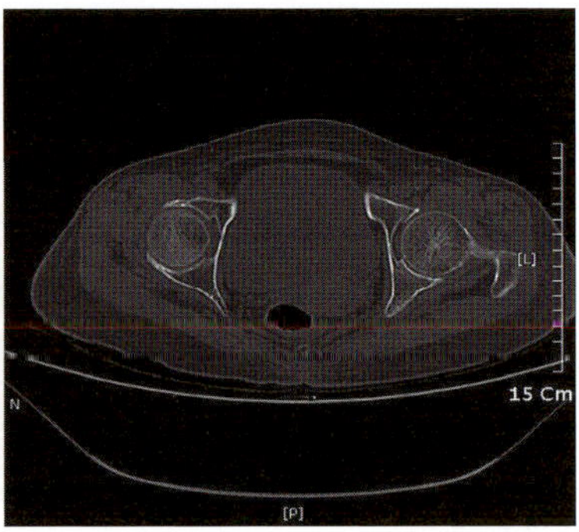

좌측 대퇴경부 정상

4. 골반 골절(Fracture of Pelvis)

증례 1. 양측치골골절(Fracture of both pubic bone).

⊙ 주소·병력 : 85세 여자환자

⊙ 요점 : 골반부위 골절, 특히 관절구골절(acetabulum roof fracture)등은 CT촬영으로 정확히 진단 내릴 수 있다.

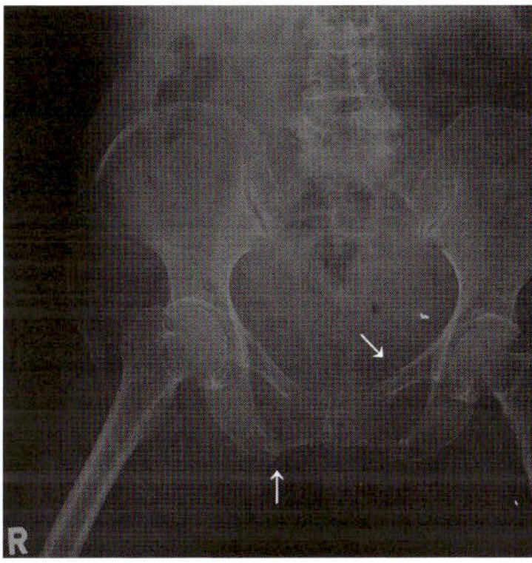

양측, 치골 골절

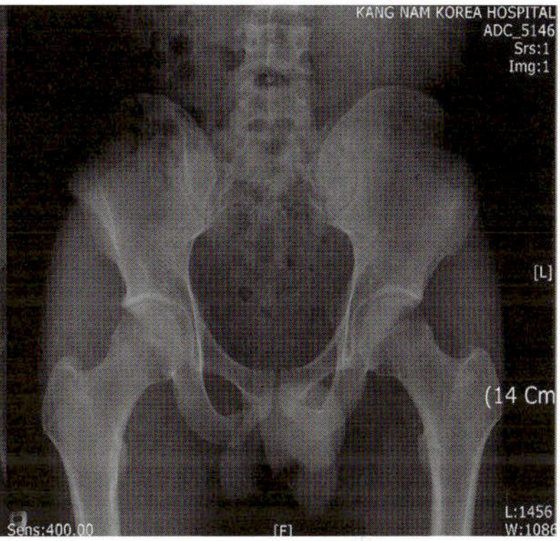

정상

증례 2. 골반부 골절을 CT상에서 공부해 보자.

⊙ 치골 상지골절(Fracture of pubic bone superior ramus, 화살표로 표시된 곳)

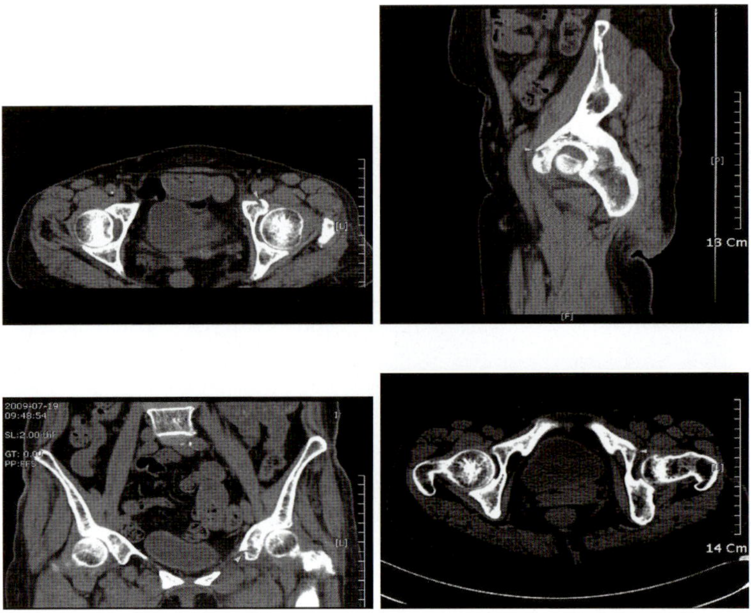

좌측 치골상지(pubic bone-superior ramus에 피질끊김(골절))을 볼 수 있다.

⊙ 관절구 골절(Fracture of acetabulum roof), 치골하지 골절(Fracture of pubic bone inferior ramus)과 대퇴골 골두 골절(Fracture of femur head)

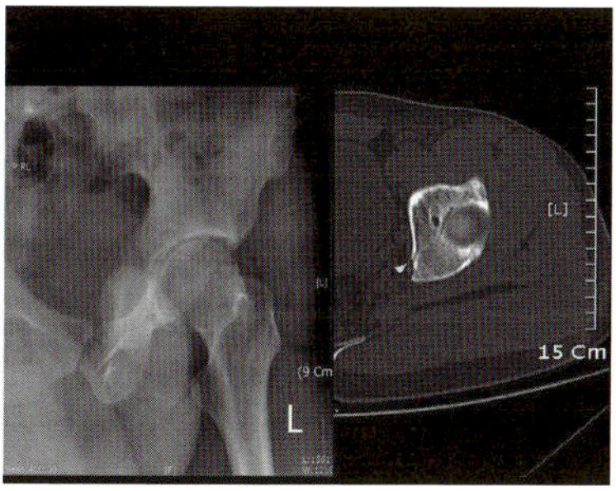

관절구 골절

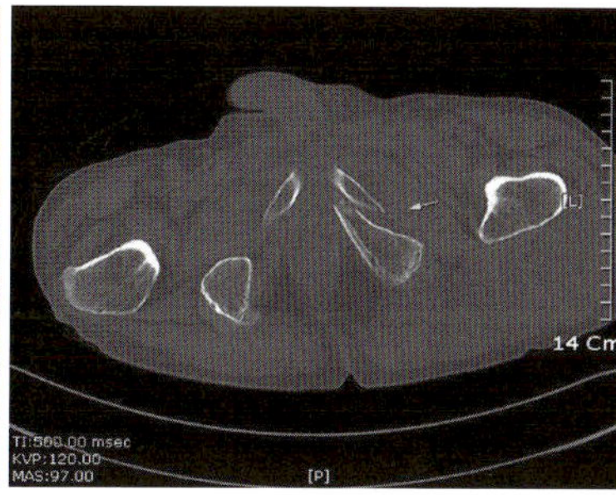

치골하지 골절

⊙ 대퇴골두 탈구 : 주로 후방탈구 많고 최근 인공관절 보급으로 인공관절 수술후 탈구 빈도 높다. 비구, 대퇴골두 골절 동반이 많다.
치료원칙은 처음 손상의 심각한 정도가 골절 동반등 예후를 결정하는데 12시간 이내에 반드시 정복하여야 하고, 정복 안되면 관혈적 정복 고려해야 한다.

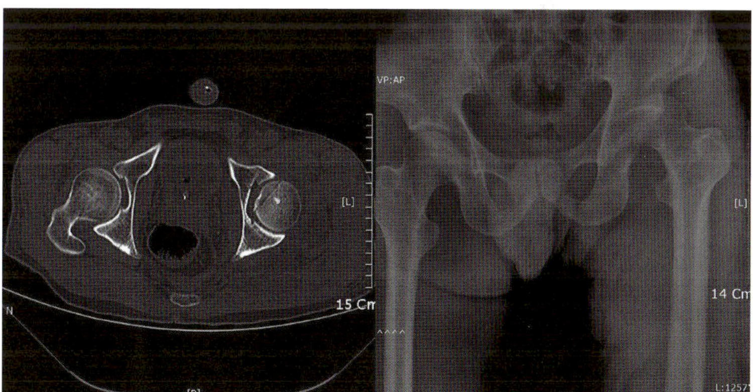

좌측 대퇴골 골두골절과 탈구

5. 골타박(Bone Contusion)과 미세골절(Microfracture)구분

(1) 연골하골 낭종(subchondral bone cyst)와 골타박(contusion)의 병인(그림 4-3)

이론	기전	관찰점
A. 활액막액 침입	연골내 압력상승 연골통해 활액막침입 연골하 낭종형성	연골강(chondal cavity)과 낭종소통 낭종내 관절연골 떨어진 조각
B. 골타박	가까이 있는 골면 충돌 연골하골 혈관 불충분, 골절, 낭성 괴사	연골강과 낭종사이 소통 안됨 낭종벽내에 변형된 연골 파열된 골에 고세포성, 고혈관성 육아조직

(2) 활액막액 침입의 이론에서 연골강(articular cavity)과 연골하 낭종과의 소통은 물론 낭종내 안쪽에 관절연골의 떨어진 조각들 사이에 소통됨을 알았고 골타박은 골에 의해 차단된 연골하 낭종들을 관찰하고 관절낭의 소통을 막고 낭종벽에 변형된 연골들을 관찰.

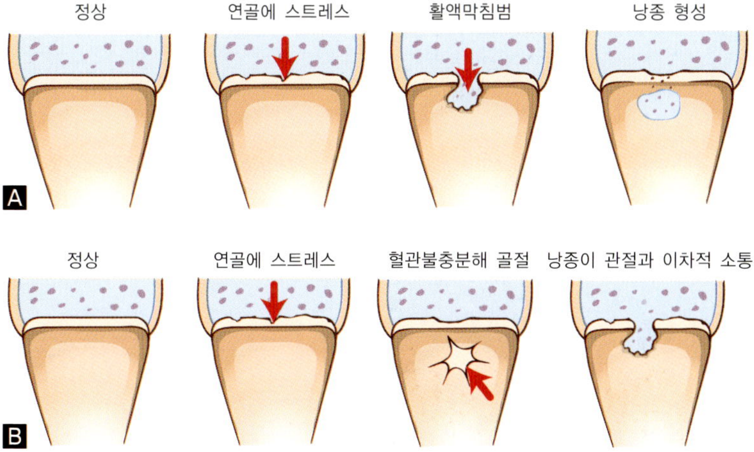

그림 4-3. A. 활액막액 침범 이론. 연골에 비정상 스트레스-연골성 퇴행성변화-활액막액이 연골면과 골판 틈새 통해 연골하골에 침범- 낭종현상. B. 골타박 이론. 연골소실이 비정상 스트레스에 의해 일어나고 골 자체가 혈관이 불충분해지고 골절이 일어나 낭종 형성하는데 관절과 이차적으로 소통된다.

증례 1. 대퇴골, 미세골절(microtrabeculae fracture, femur)

- 주소·병력 : 64세 남자환자
- 영상진단 : X-ray필름상 측면촬영 확대필름에서 대퇴골 내측과 앞쪽에 골소주 흩트러져 보이고 자기공명필름상 T1WI저신호강도, T2WI 고신호강도, 혼합신호강도에 저신호강도의 정상피질면 결절성면 보이고 일부 소실되어 있고 CT 필름상 골절선이 보인다.

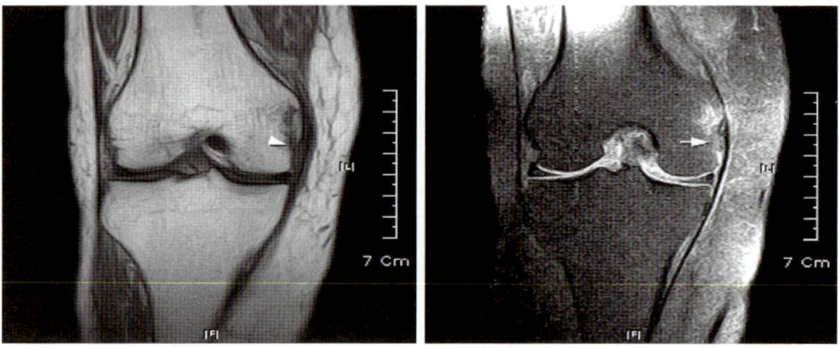

T1WI상 저신호강도, T2WI 상 고신호강도에 피질 결절성면 보인다.

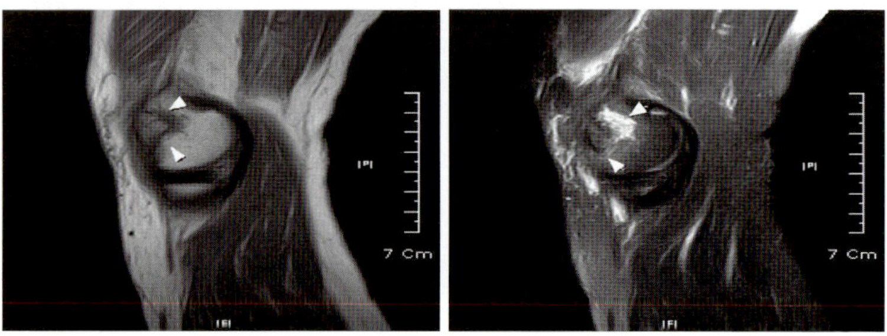

T1WI, FLWI sagittal상에서 저, 고신호 강도

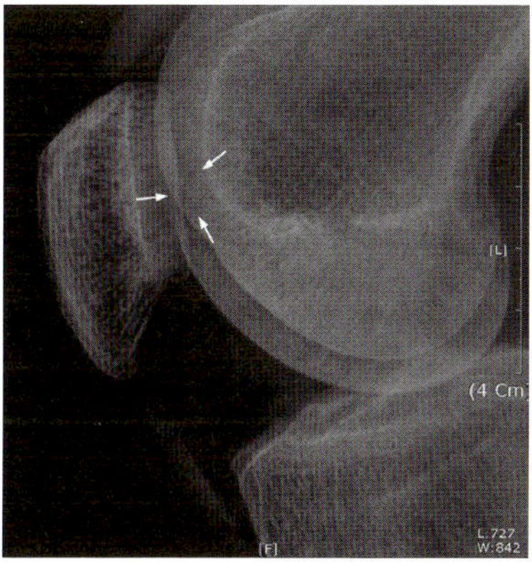

대퇴골 전측면에 골소주 흩트러짐

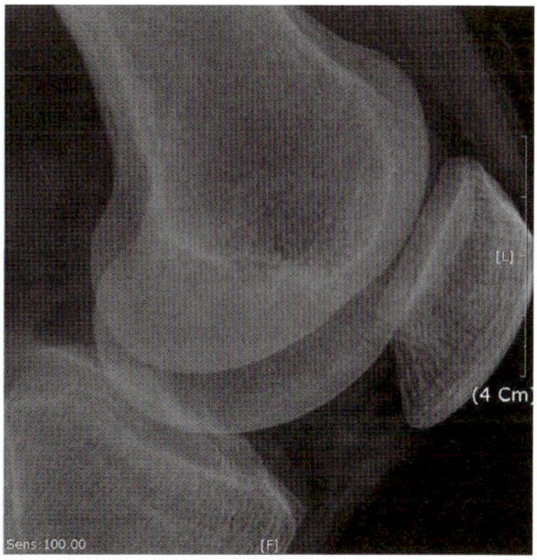

정상 대퇴골 골소주

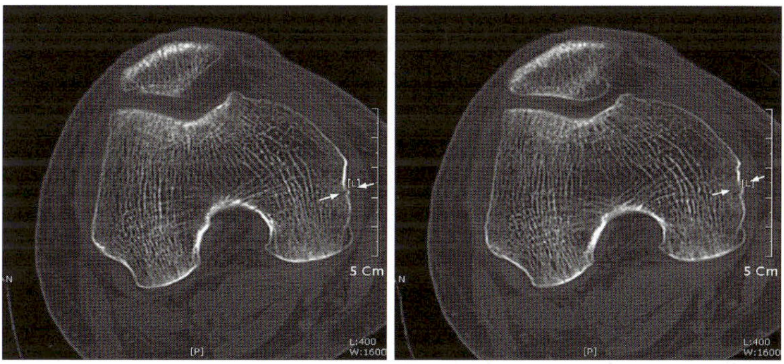

CT 축상필름상 피질면 끊겨 보인다(골절선)

6. 골수염(Osteomyelitis)

증례 1. 급성 골수염(Acute osteomyelitis)

- 주소·병력 : 22세 여자환자가 우측 둔부에 동통을 주소로 내원/진단 검사상 C-반응성 담백질(+), 적혈구 침강속도 25, 백혈구 10700를 보였다.
- 영상 소견 : 골반 전후 촬영 소견상 정상과 비교해 보면 대퇴경부에 낭종양 음영과 주위에 두꺼운 경화 소견이 보이고 주위에 골소주 배열이 흐트러져 보인다.
- 수술소견 : 농이 근막으로 배출되었다.

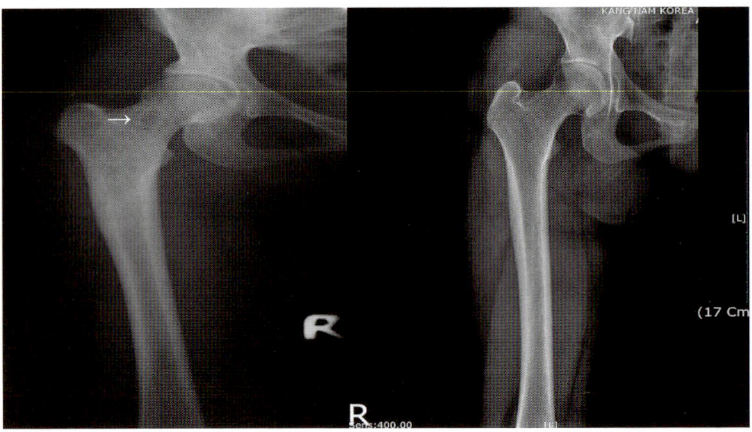

급성골수염, 대퇴 경부 | 정상, 대퇴 경부

증례 2. 만성 골수염(Chronic osteomyelitis)

- 주소·병력 : 26세 여자가 우측 대퇴부 둔통(dull aching pain)을 주소로 내원
- 영상소견 : 우측원위부 대퇴골에 첩포성 낭종양 음영과 주위에 불분명한 두꺼운 경화소견 보이고 피질 두꺼워진다.

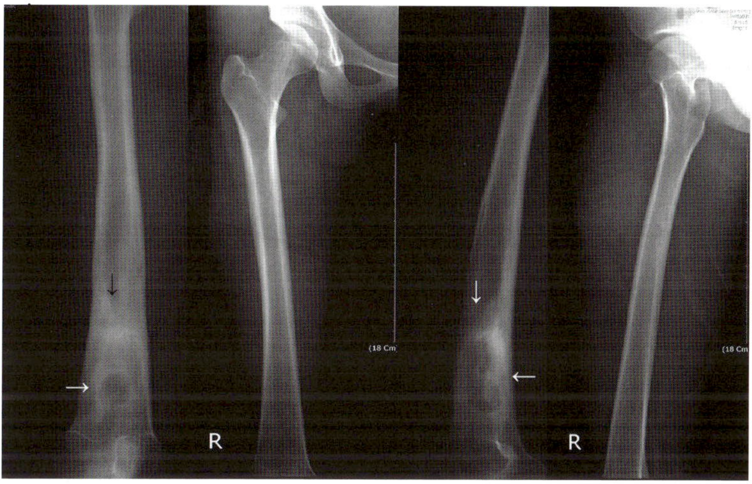

만성 골수염 정상 | 만성 골수염 정상

증례 3. 만성 골수염(Chronic osteomyelitis)

- 주소·병력 : 62세 여자환자가 1년 동안 우측 무릎과 발목에 동통을 주소로 내원
- 영상소견 : 우측경골 상부1/3 골수강에 경화(sclerosis)소견과 피질(cortex)가 두꺼워짐(*)

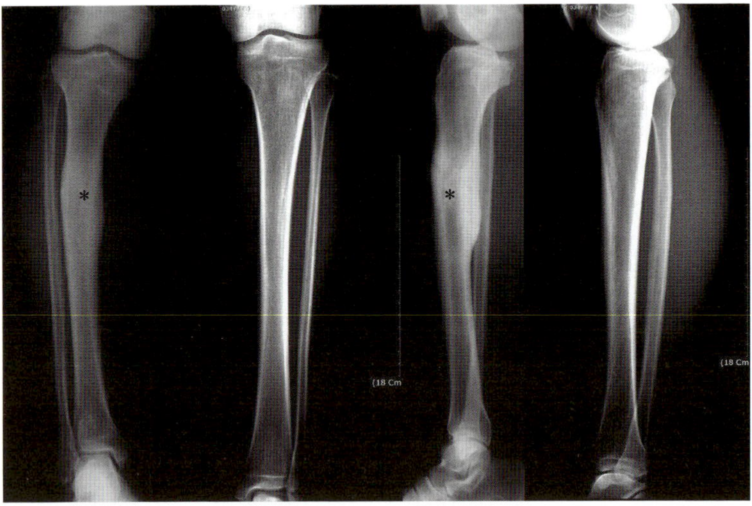

만성골수염	정상	만성골수염	정상

7. 일과성 활액막염(Transient Synovitis)

증례 1. 일과성 활액막염(Transient Synovitis)

- 주소·병력 : 7세 남아가 우측 다리 동통을 주소로 내원
- 영상소견 : 일반 X-ray상 장요근 근막과 소둔부 근육 근막이 불분명하게 보인다. 초음파 스캔상 전형적으로 우측 고관절에 삼출액 보이고 에코성 활액막이 비후(대퇴경부에서 부터 관절 피막 안쪽면 까지 90도 되게 거리 측정시 정상은 3 mm 이내, 5 mm 이상이면 관절액 저류로 진단하고, 에코성의 활액막 비후를 기저부에서 관찰하면 된다. 일과성 활액막염 진단은 초음파가 가장 우수하다.
- 임상치료 : 10세 이하 아동의 고 관절 동통 과 파행의 가장 흔한 원인으로 발생. 평균 년령은 5~6세이며, 남아에서 2~3배 더 많으며 대부분 일측성 이다. 저절로 치유 되나 초기 고관절의 내 회전과 외전의 제한이 심하다. 원인 으로는 감염, 외상, 알레르기 과민증 등이 거론 된다. 치료는 안정을 요한다. 피부 견인은 통상적으로 적용 되지는 않지만 관절내 삼출액 증가로 골두 혈류 장애를 유발 할 수 있는 경우 고관절 굴곡 30~45도 의 위치로 견인 하는 것이 도움이 될 수 있다고 한다. 그 외 약물 투여(NSAID)가 도움이 될 수 있다. 화농성 감염과의 구별 을 위해 관절 천자가 필요할 수 있다.

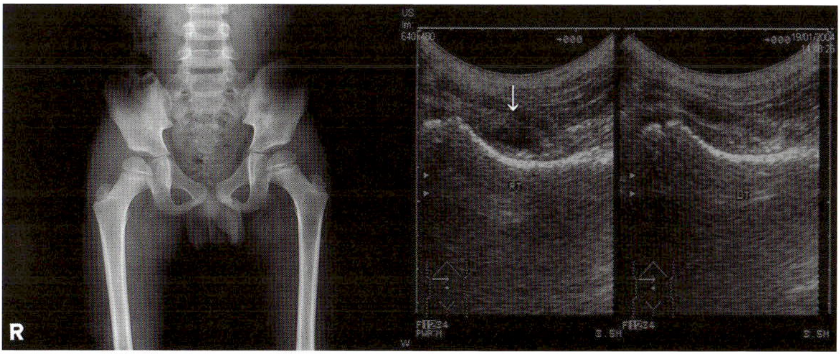

일과성 활액막염 | 환측 건측

Chapter 5

무릎(KNEE)

1. 양동이손잡이 파열(Bucket Handle Tear)

1) 양동이 손잡이 반월상 연골(판) 파열 개요

(1) 반월판의 수직 종축파열(vertical longitudinal tear)의 전위된 안쪽 절편(displaced inner fragement)

(2) 내측 반월판(medial meniscus)에 흔하다.

(3) 전형적인 급성 반월판 파열

(4) 보통은 젊은 사람에 많고 동통이 전형적, 관절면에 압통, 소리가 나고 걸리는 느낌이 있어 완전신전(full extension)이 안된다.

2) 영상소견특징(자기공명영상 소견)

(1) 전위된 반월판 절편이 양동이 손잡이와 비슷

(2) 전위된 절편이 일부 퇴축(distracted)되거나 무릎 홈 어느 방향으로든 전위된다.

(3) 전위된 절편은 공여(제공)반월판(dornor meniscus)에 끝에 부착되거나 자유스럽게 떨어져 나아간다.

① 관상 시상영상(coronal sagittal image)에서 공여 반월판의 둔각(blunting)을 확인 할 수 있고 남은 반월판은 정상보다 좀 더 작게 된다.

② 이중 후방십자인대 징후(double PCL sign)은 후방십자인대 밑에 전위된 절편을 나타내는데 두개의 후방십자인대와 비슷해 보인다.

③ 이중 delta 징후(double delta sign)는 던져진 안쪽 반월판 절편이 제공 반월판의 전측각 주위에 보여져 서로가 인접해 두개의 삼각형 구조물로 보인다.

증례 1. 양동손잡이파열(bucket handle tear)

- 주소·병력: 46세 남자환자가 1년반 전에 넘어져 우측 무릎동통을 주소로 내원
- 관절경소견: 내측 반월상 연골판 양동이 손잡이형 파열(bucket handle tear)
- 영상소견: 후방십자인대 밑에 전위된 절편이 마치 두 개의 후방십자인대가 있는 것 처럼 보이고 시상촬영에서는 떨어진 절편이 남아 있는 절편의 전측에 놓이게 되어 마치 두 개의 삼각형모양의 delta항공기 문양을 보인다.

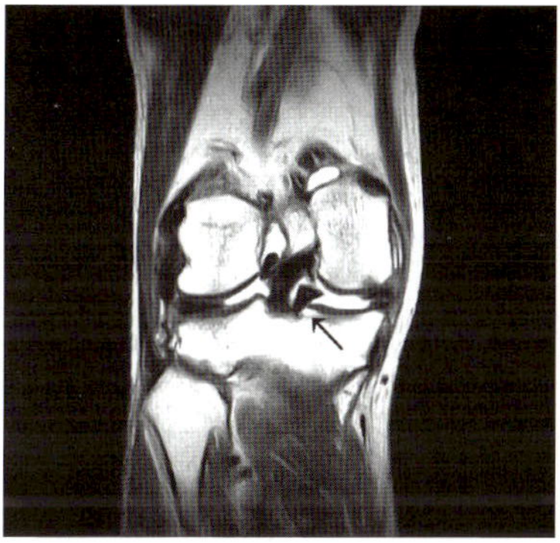

내측반월상연골판 양동이 손잡이 파열

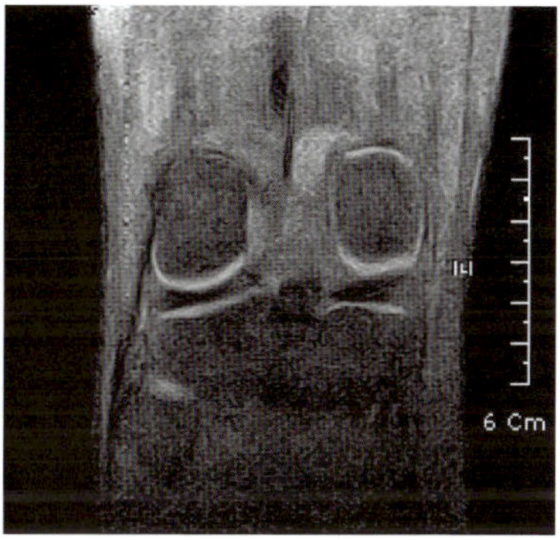

내측반월상 연골판, 정상

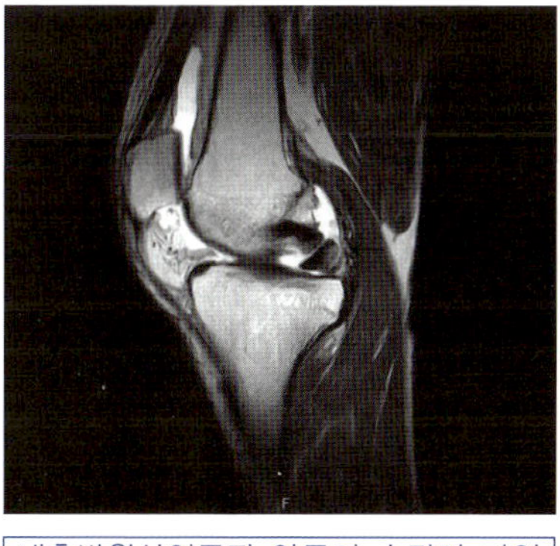

내측반월상연골판 양동이 손잡이 파열

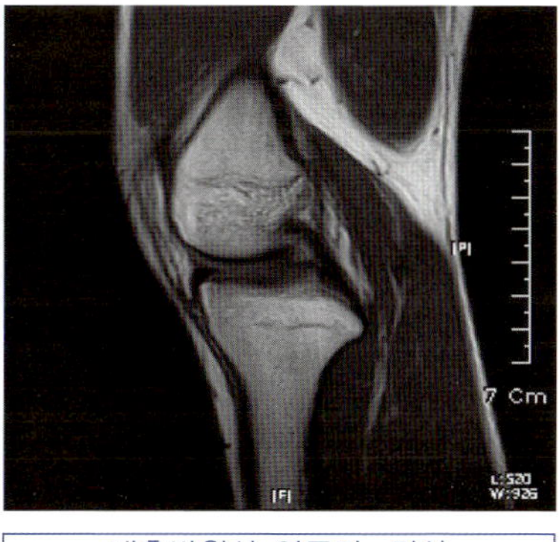

내측반월상 연골판, 정상

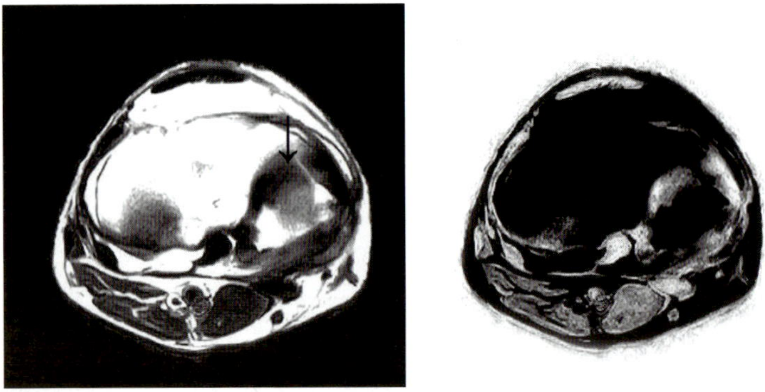

축상 영상에서 내측반월상 연골판이 떨어져 나아가 마치 양동이 손잡이 모습을 보인다

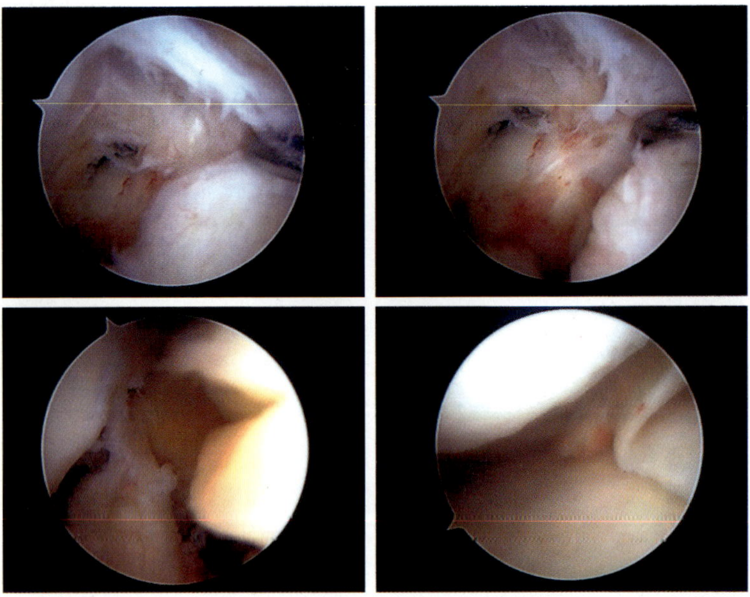

관절경 사진에서 내측반월상 연골판이 떨어져 전측으로 휘말려 있는 모습이 마치 양동이 손잡이 모양으로 보인다.

증례 2. 양동이 손잡이 파열(bucket handle tear)

- 주소·병력 : 49세 남자환자가 5개월 전부터 우측 무릎동통을 주소로 내원
- 관절경소견 : 외측반월상연골판 양동이 손잡이 파열
- 영상소견 : 외측 반월판이 내측 전측으로 전위되어 관상스캔상 전방십자인대 부위까지 밀림

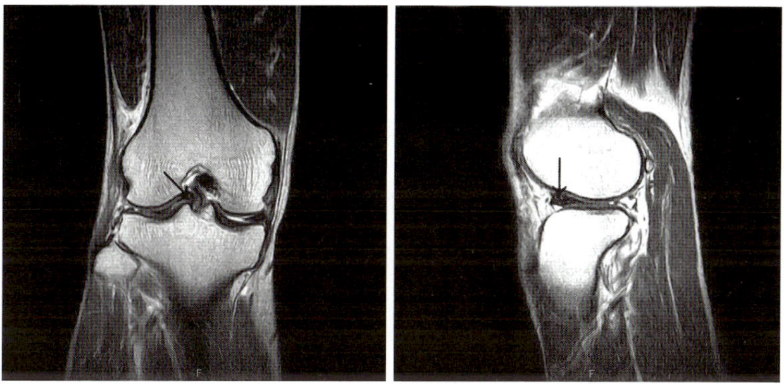

외측반월판 양동이 손잡이파열

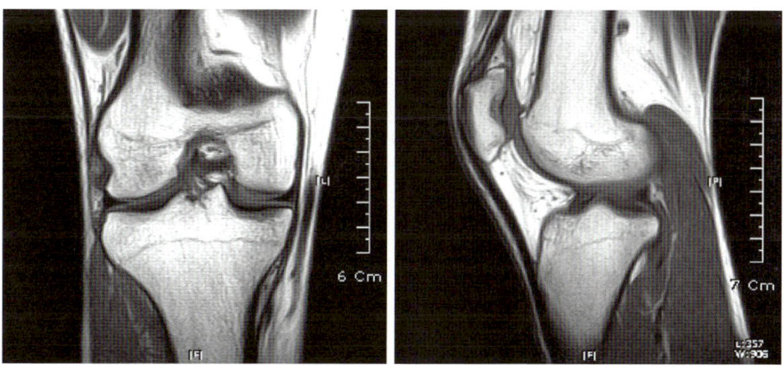

정상

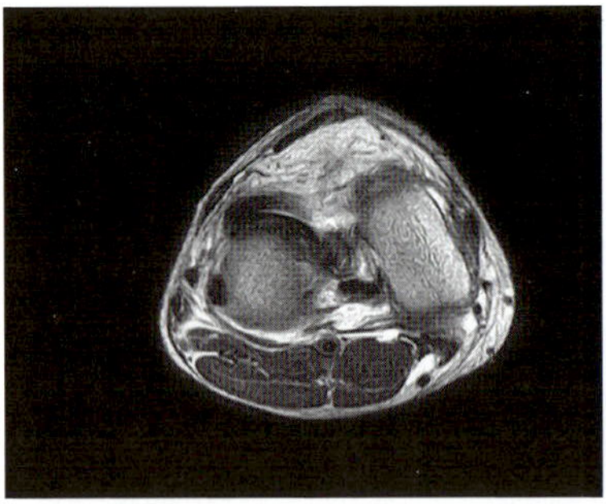

외측반월판 떨어져 전측으로 올라온 모습

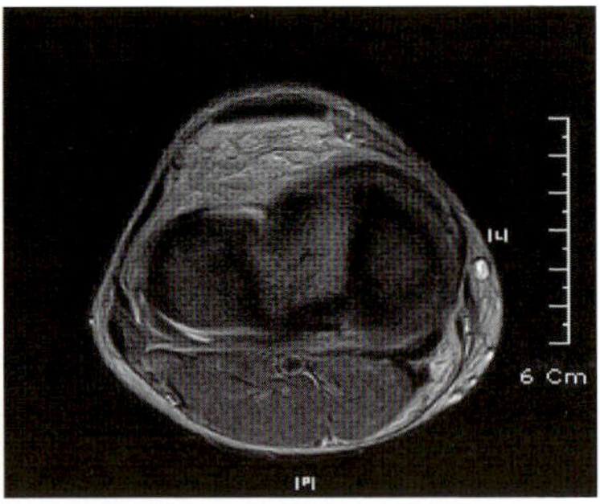

정상

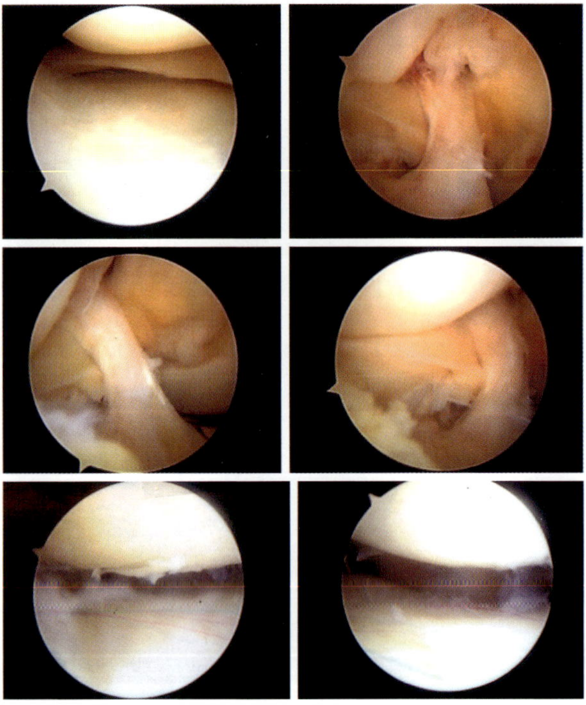

외측반월판 양동이 손잡이 파열(관절경 사진이 축상 필름과 잘 맞는다.)

2. 내측반월상연골판 파열(Medial Meniscus Tear)

1) 방사상 파열(Radial Tear)

(1) 내측 외측 반월상 연골판 방사성 파열(radial tear) 개요

① 반월상연골판에 남아있는 가장자리에 수직으로 기원한 수직 파열(종축에 직각되게)

② 퇴행성과 관련 되거나 급성으로 온다.

③ 반월판 체부의 아탈구를 허용한 경우 혹은 전각 후각 침범시 테두리포함한 파열과 관련

④ 외측반월상 연골판의 방사성 파열은 전방십자인대와 관련되어 있다.

⑤ 반월상 연골판 파열에서 상대적으로 흔치 않다.

⑥ 반월판에 회전된 힘이 작용할 때 보통 외측반월판에 발생한다.

⑦ 반월판파열은 grade III의 비정상 신호강도를 보이고 FLWI에서 증가된 신호강도가 연골면까지 신전된다.

(2) 영상소견 특징

* 외측반월판 전각과 체부 접합부에서 일어나고 내측반월판의 후각 반월판 경골 부착 부위(meniscotibial attachment)에서 일어난다.

① T2FLWI에서 반월판 끝면에 고신호강도가 주변부쪽으로 신전되어 있다.

② 관상영상에서 끝면이 뭉퉁거려(둔각)으로 보인다.

③ 하나 혹은 두개의 시상영상에서 광범위한 고신호강도 보인다.

증례 1. 내측 반월판 후각 파열(tear of medial meniscus posterior horn)

- 주소·병력 : 39세 남자환자 1일전 샤워하다 우측무릎 삐끗 후 동통으로 내원
- 이학적소견 : Mcmmery +
- 관절경소견 : 내측반월성연골판 후각 radial 파열
- 영상소견 : 시상스캔상에서 내측반월판 후각 부위가 텐트모양으로 등, 고신호강도로 관절면에 뻗어 있고 관상스캔상 정상 삼각형모양이 뒤틀어진 모양의 등, 고신호강도가 연골판에 보인다.

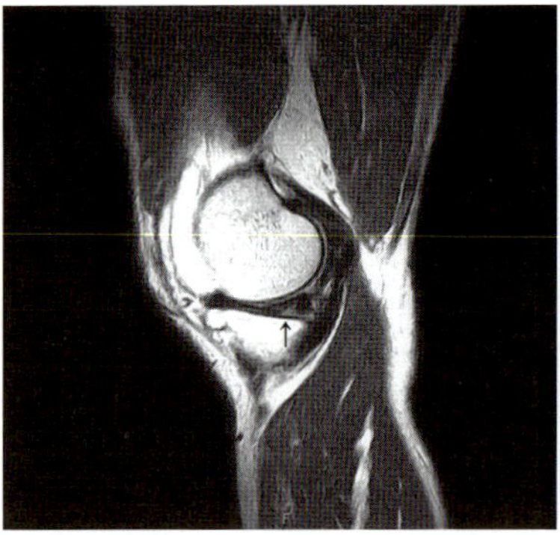

내측반월판후각 방사성 파열

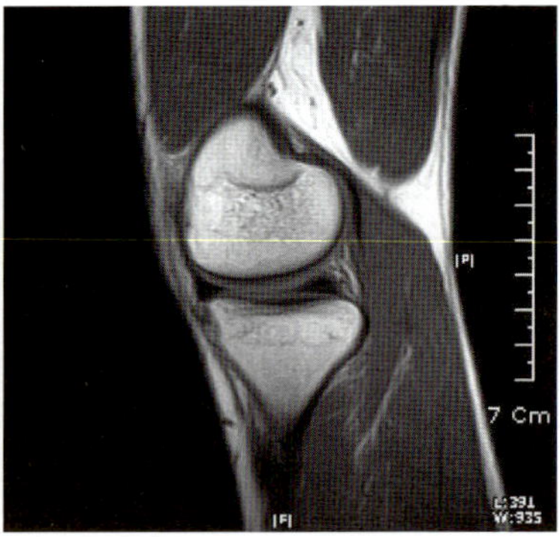

내측반월판후각 정상

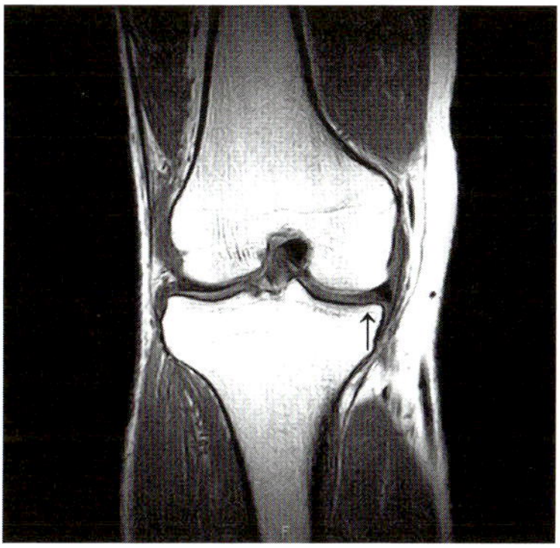

내측반월판후각 방사성 파열

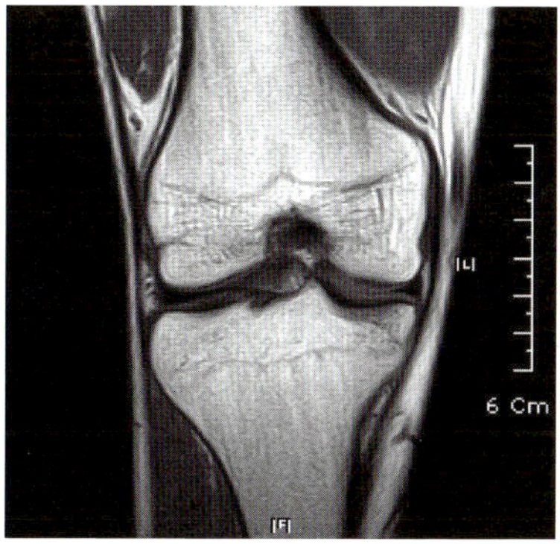

내측반월판후각 정상

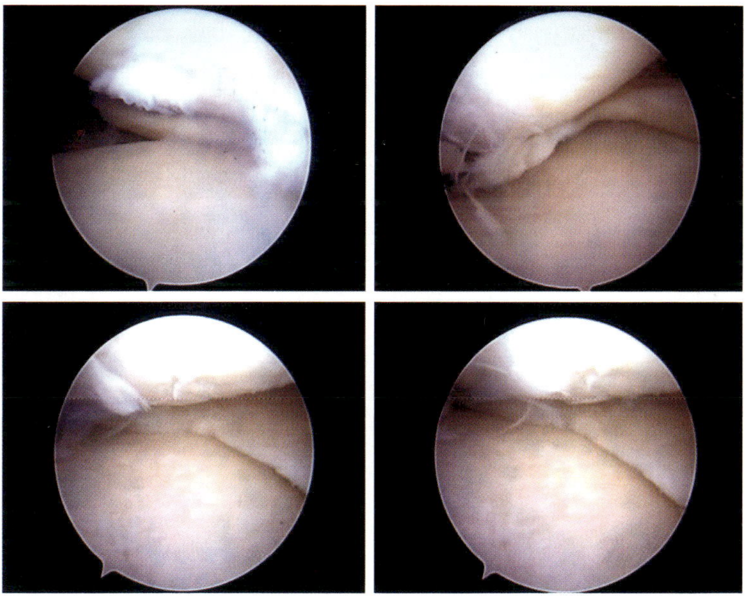

관절경사진상 내측반월상연골판 후각부위 방사성 파열소견 보인다(radial tear)

2) 수평적파열(Horizontal Tear)

증례 1.

- 주소·병력 : 69세 남자환자가 오토바이 타고가다 승용차와 추돌
- 관절경소견 : 내측반월상연골판 후각아래면으로 부터 피막(capular portion)까지 horizontal tear가 보임
- 영상소견 : FLWI시상관상 스캔상 연골판안에 고신호강도의 관상구조물이 보인다.

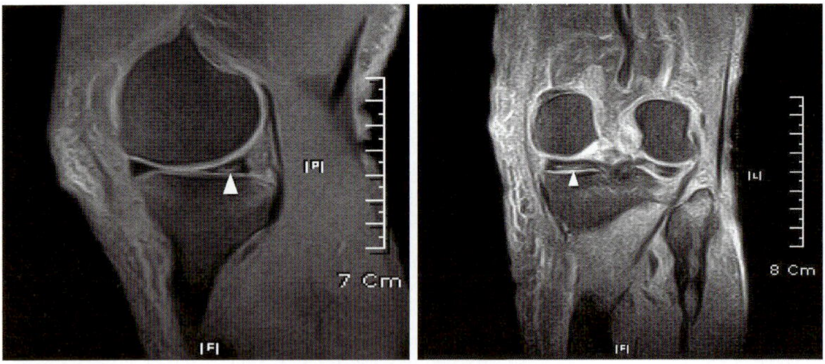

내측연골판 파열

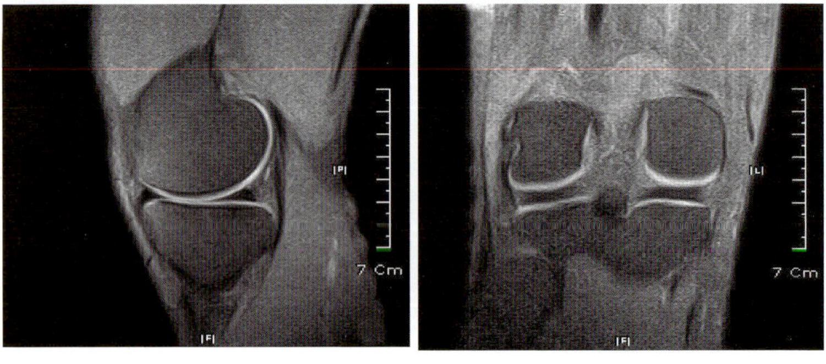

내측연골판 정상

3) 종축파열(Longitudinal Tear)

증례 1.

- 주소·병력 : 32세 남자환자가 10일전 오토바아타고 가다 차에 추돌 후 우측 무릎동통
- 관절경소견 : 내측반월상연골판 후각이 이중 종축파열(longitudinal tear)
- 영상소견 : 관상시상스캔상 내측연골판 후각이 눈알모양의 등신호강도보이고 중심부에 저신호강도 보인다.

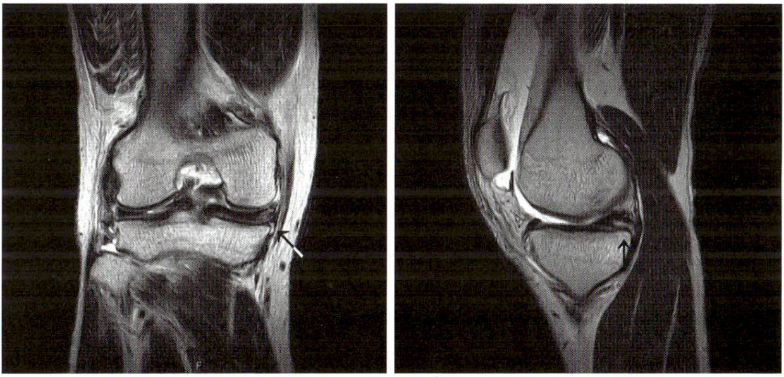

내측 반월상 연골판, 종축파열

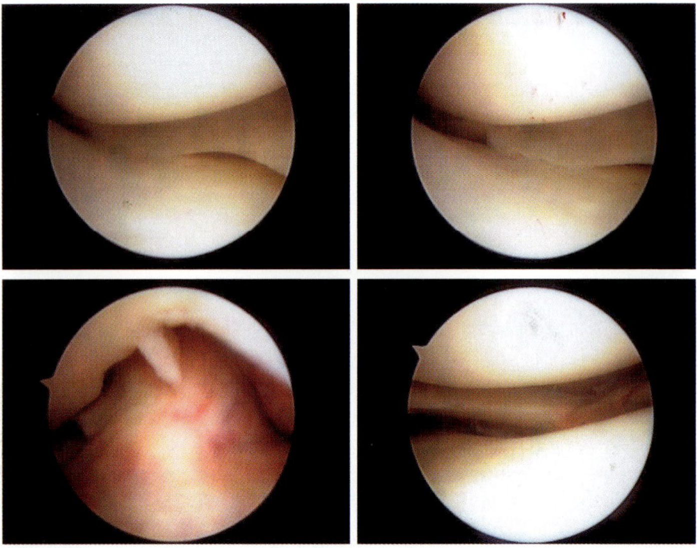

관절경사진상 내측 반월상 연골판 종축파열

4) 복잡성 파열(Complex Tear)

증례 1.

- 주소·병력 : 55세 여자환자가 2개월 동안 좌측 무릎동통으로 슬개골이 빠지는 느낌으로 내원
- 이학적소견 : 삼출액+, Mcmmery-
- 관절경소견 : 내측반월상연골판 복잡성 파열
- 영상소견 : 관상, 시상, 축상스캔상 수평적, 방사상, 사위방향의 파열이 등, 고신호강도로 보인다.

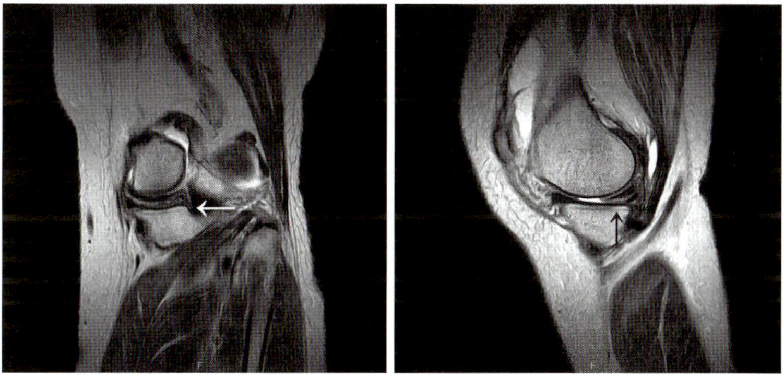

내측 반월상 연골판 복잡성 파열

3. 외측반월상연골판파열(Tear of Lateral Meniscus)

1) 수직파열(Vertical Tear)

증례 1.

- 주소·병력 : 59세 남자환자가 2주 전 족구하다 다쳐 우측 무릎동통을 주소로 내원
- 이학적소견 : 삼출액+, Mcmmery +
- 관절경소견 : 외측반월상연골판 중간각 vertical tear
- 영상소견 : 관상스캔상 외측 중간각 주변부가 정상에 비해 희미한 불분명한 등신호강도

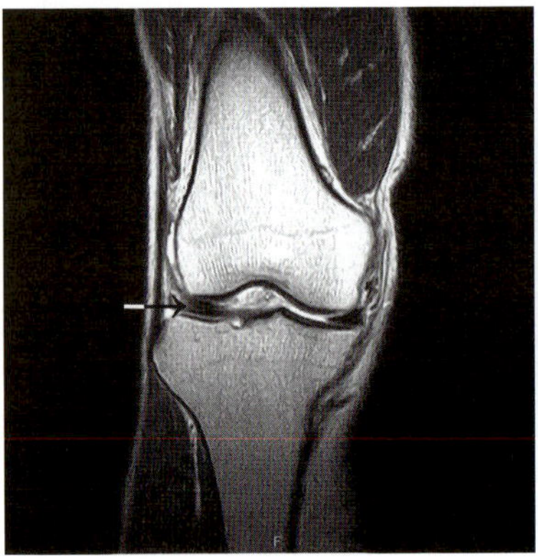

외측연골판 수직파열

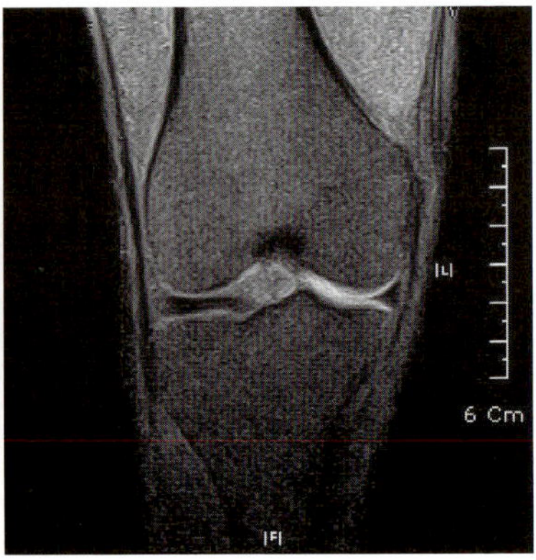

외측 연골판 정상

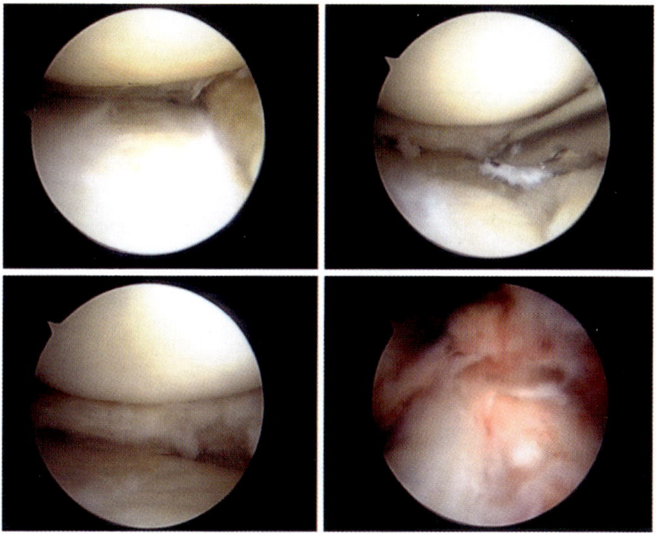

관절경 소견상 외측연골판 수직파열

2) 외측연골판 전각 파열(Tear of anterior horn of LM)

증례 1.

- 주소·병력 : 39세 여자환자가 3일 전 다리 접질린 후 우측 무릎 동통을 주소로 내원
- 이학적 소견 : 삼출액+
- 관절경소견 : 외측반월상연골판 전각 파열
- 영상소견 : 연골판 전각부위가 정상에 비해 폭이 갑자기 쥐꼬리 모양으로 가늘어진다.

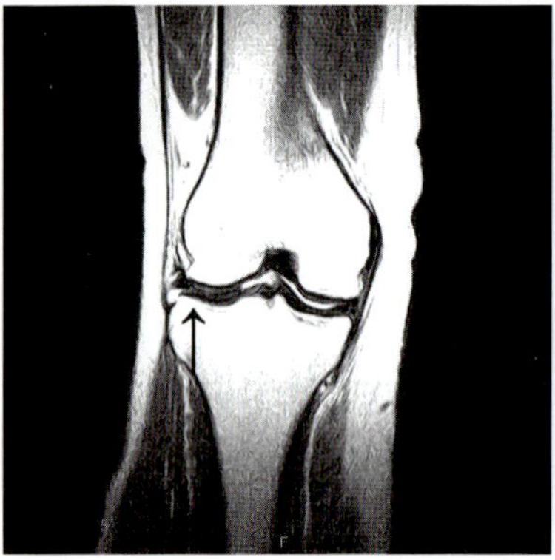

외측연골판 전각 파열

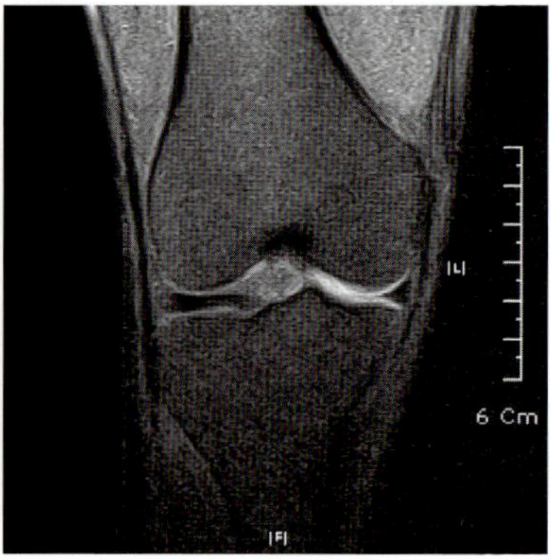

외측연골판 전각 정상

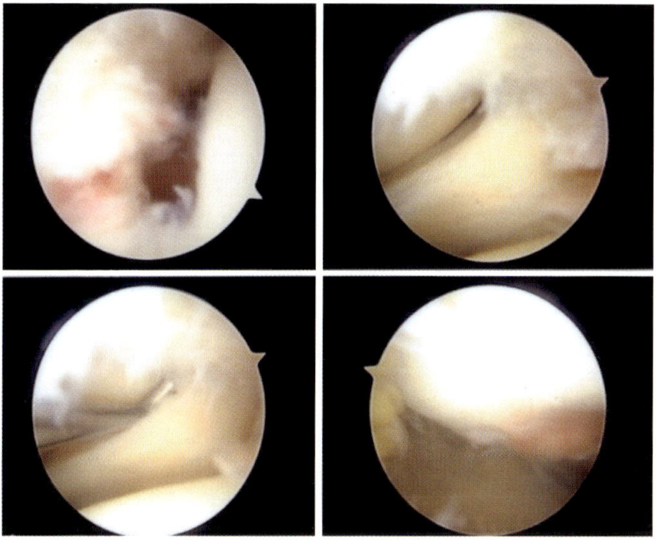

관절경 소견상 외측연골판 전각 파열

4. 원판형 반월상 연골판 파열(Discoid Meniscus Tear)

1) 원판형연골판 파열 개요

(1) 선천성인 발육부전의 연골판으로 정상 초생달 모양으로 없어지고 반달양 모양

(2) 내측 연골판보다 외측 연골판에 좀 더 흔하다.

(3) 때로는 양측으로 온다.

(4) 연골판내 퇴행성 혹은 연골판 파열을 가져온다.

(5) Wrisberg 인대형의 원판형 연골판은 후측 피막 부착이 없다.

(6) 관상 스캔상 완전한 원판형 연골판은 과간 홈까지 신전되어 있다.

(7) 동통, 무릎에 소리나고 베어내는 동통

2) 영상진단 특징

(1) 팬케이크 같은 연골판 모양을 보인다.

(2) 13 mm 이상의 연골판 크기가 연골판 형태에 적합하다.

(3) 시상촬영에서 최소 3번 연속해 연골판의 모양이 나타날 때 진단 내린다.

(4) 완전 원판형 연골판은 판케이크 모양으로 과간홈(intercondylar notch)에서 주변부까지 신전되어 보인다.

(5) 흔히 연골판 파열이 신호증가로 T2FLWI에서 보이는데 연골판내 물질 혹은 관절면까지 파열이 보인다.

증례 1. 원판형 연골판 파열(discoid meniscus tear)

- 주소·병력 : 43세 여자환자가 3개월 전 뒤에서 밀어 무릎꺽임
- 이학적 소견 : 좌측 무릎 전외측 압통, Mcmmery +
- 관절경 소견 : 원판형 반월상 연골판 전각 손상
- 영상소견 : 관상스캔에서 과간홈까지 신전되어 있어 과간홈부위에 관상의 볼록한 모양 보임

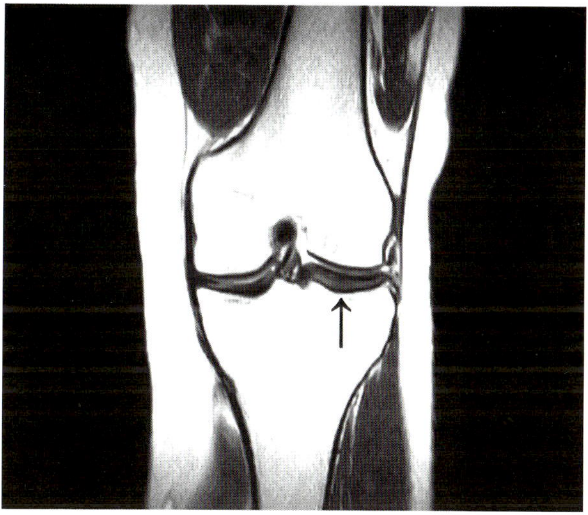

좌측 원판형 연골판, 전각 손상

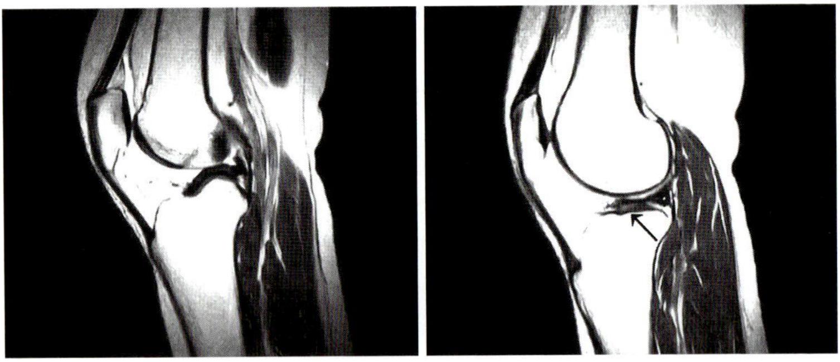

원판형 연골판 파열

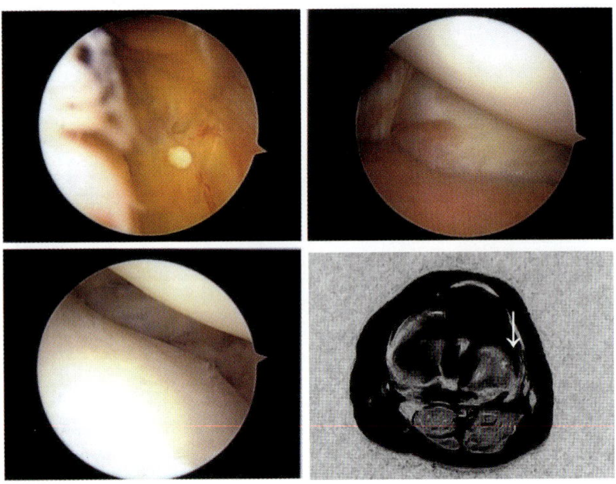

관절경 소견상 원판형 연골판 파열

5. 전방십자인대파열(Anterior Cruciate Ligament Ruture, ACL rupture)

(1) 전방십자인대 파열(anterior cruciate ligament rupture) 개요

① 무릎에서 가장 흔하게 파열된 인대이다.

② 파열은 정상적으로 연속된 저신호강도의 인대의 파열로 T2FLWI에서 불규칙한 증가된 신호 강도로 보인다.

③ 파열은 경골의 앞쪽 translation에 의해 야기되거나, 경골에 대한 대퇴골의 외회전(external rotation), 내회전(internal rotation), 외반 스트레스, 축상 loarding에 의해 발생한다.

④ 내반 스트레스(varus stress), 과신전(hyperextension)등에 의해 발생

(2) 영상진단 특징

① 정상적인 연속된 선상인대 모양 파열

② 인대가 과간홈 천장 각도(intercondylar notch roof angle) Blumensaats line에 평행하지 않지 않다.

③ 후외측 경골 과 전외측 대퇴골 골절 혹은 골소주 손상과 연관

④ 연골판 손상과 연관(외측 반월판)

⑤ 후외측 가장자리 손상과 연관(외측측부인대, 궁상인대arcuate ligament, 슬개건popliteus tendon, 후외측 피막과 다른구역 인대)

(3) 자기공명소견

① 정상 선상의 저신호강도 인대의 파열이 무릎 홈(notch of knee)에서 보인다.

② 증가신호강도 해체(disorganization), 정상적으로 저신호강도 인

대내 비후가 T2WI에서 보임

③ 축상 T2WI에서 비후와 고신호강도가 외측과간홈 벽(intercondylar notch wall)주위에서 보인다(정상적으로 인대는 납작하고 벽에 대해 신호강도가 떨어진다.)

④ 골절선 혹은 피질파괴가 경골 후측 가장자리, 대퇴골 전외측, 후내측 경골부위에 가지거나 없이 고신호강도를 보인다.

⑤ 어린아이에서는 전측 경골극(anterior tibia spine)의 견열골절이 보인다.

⑥ 시상영상에서 후방십자인대의 좌굴요절(buckling)이 보인다.

⑦ 출혈성 삼출액이 흔하다.

1) 전방십자인대, 경골부착부위 파열

증례 1.

- 주소·병력 : 69세 남자환자가 오토바이 타고가다 승용차와 추돌
- 관절경소견 : 후내측 bundle(posteromedial bundle)이 경골부착부위 근처에서 완전 급성 파열소견 보이고 전내측 bundle(anteromedial)은 심한 laxity보인 전방십자인대 파열로 인한 십자인대의 insufficiency 소견 .
- 영상소견 : 관상필름상 경골부착부위가 등신호강도 인대속 파열소견 보이고 축상필름상 중간 부위에 정상 저신호강도 인대 안보이고 등, 고신호강도의 연기가 피어오른 모양을 보인다.

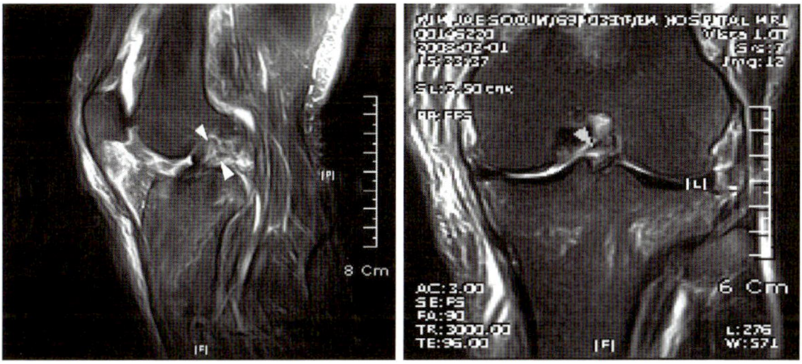

경골부착부위 피열

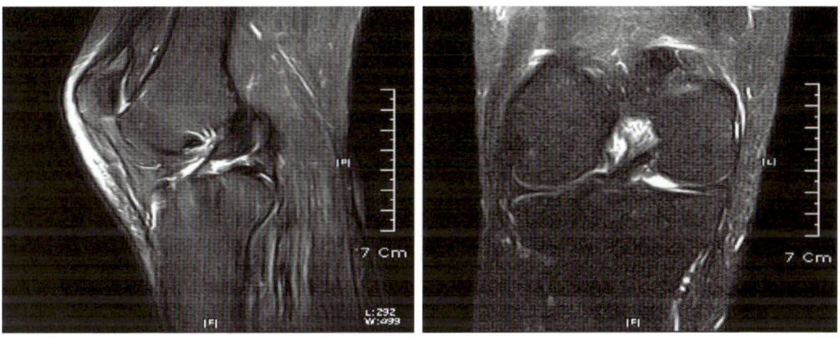

전방십자 인대 정상

2) 전방십자인대, 대퇴골부착부위 완전파열

증례 1.

- 주소·병력 : 28세 남자환자가 5개월 전 운동하다 다친 후 좌측 무릎동통과 부종으로 내원
- 관절경소견 : 전방십자인대 완전 파열
- 영상소견 : 대퇴골부착부위에 저신호강도의 십자인대 보이지 않고 고신호강도로만 보인다.

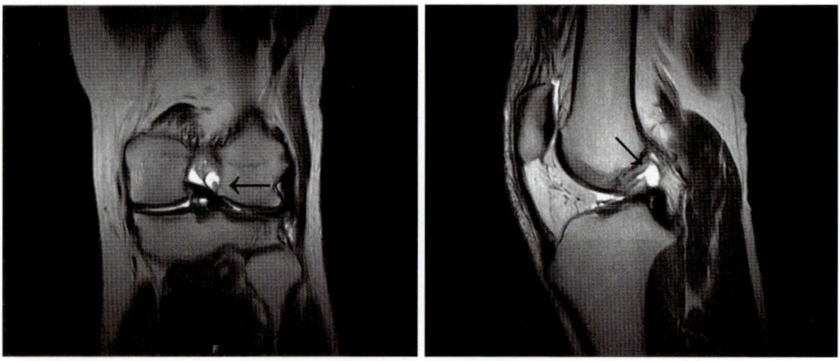

전방십자인대 대퇴골부착부위 파열

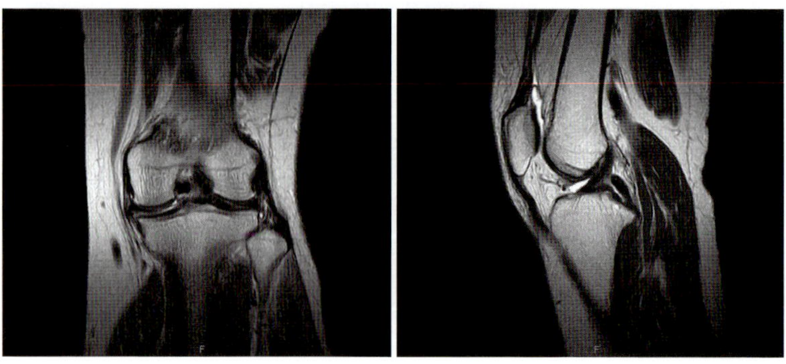

전방십자인대 정상

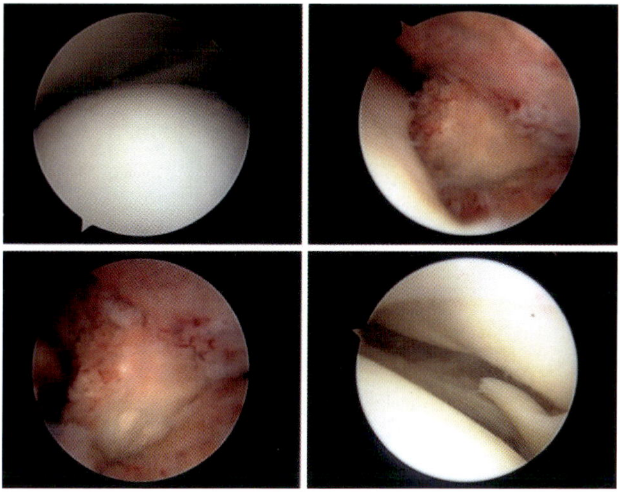

전방십자인대 대퇴골부착부위 파열

6. 후방십자인대파열(Posterior Cruciate Ligament Rupture, PCL rupture)

(1) 후방십자인대 파열(posterior cruciate ligament rupture) 개요

① 모든 무릎인대 손상 중 5~20%를 차지한다.

② 대부분 전방 무릎에 직접 외상을 당해(direct trauma impacting) 일어난다.

③ 불연속된 섬유조직 과 신호강도 증가에 자기공명상에서 진단 내려진다.

④ 무릎 과신전(hyperextension), 무릎 탈구, 회전 손상시에 발생

(2) 영상진단 특징

① 후측 경골 부착부위에 견열된 골절이 흔히 보인다.

② 후측외측 주변부 손상이 동반된다.

(3) 자기공명소견

① 모든 신호에서 후방십자인대에 신호강도 증가는 비정상이다.

② 정상 인대는 저신호강도로 시상영상에서 무릎 홈부위에 하키 막대기 처럼 보인다.

③ 인대속 간질 파열은 광범위한 비후와 증가된 신호강도 보인다.

④ 완전파열은 고신호강도로 보이고 인대의 연속성이 끊긴다.

⑤ 관상스캔상 비후되고 증가된 신호강도가 무릎 내측 홈(medial notch of knee)내에 보인다.

⑥ 후측 중간 경골(posterior mid tibia)의 견열골절(avulsion fracture)은 모든 스캔에서 보인다.

⑦ 전측 경골 골소주 손상 혹은 골절과 후측 대퇴손상은 굴곡된 무릎에서 경골을 후측으로 약간 전위시킨 신호강도로 보인다.

⑧ 전측경골 손상과 전측 대퇴골 골절(kissing fracture)을 나타내는 증가된 신호강도는 과신전 손상에 합당하다.

1) 후방십자인대, 경골부착부위 파열

증례 1.

- 주소·병력 : 33세 남자환자
- 영상소견 : 후방십자인대 경골부착부위가 견열된 상태로 파열되어 있다. 정상과 비교하자.

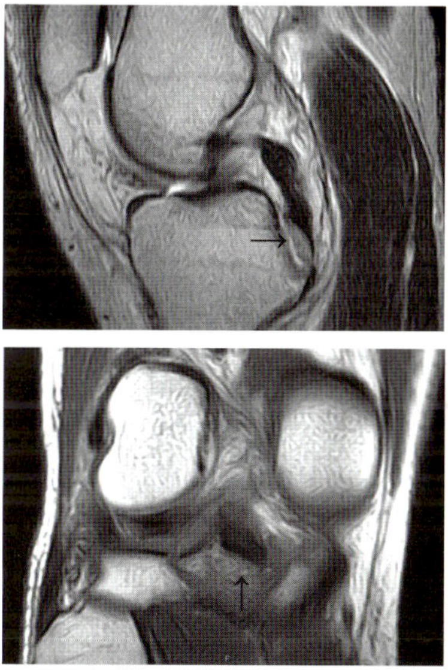

후방십자인대 파열

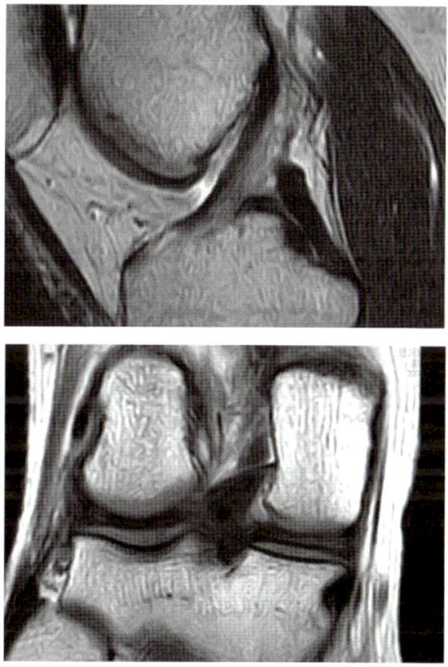

후방십자인대 정상

2) 후방십자인대, 대퇴골부착 부위파열

증례 1.

- 주소·병력 : 15세 여자환자가 계단에서 굴러 좌측 무릎 동통 및 부종으로 내원
- 진단 : 후방십자인대 대퇴골 부착부위 파열
- 영상소견 : 후방십자인대 대퇴골 부착부위의 섬유조직이 가늘고 국소적 등 · 고신호강도를 보인다.

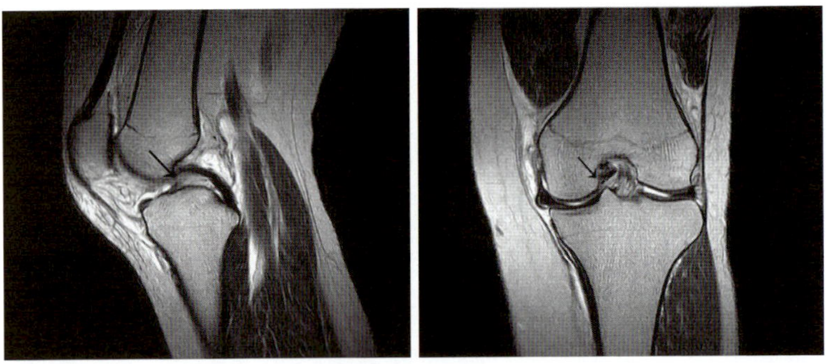

후방십자인대 파열

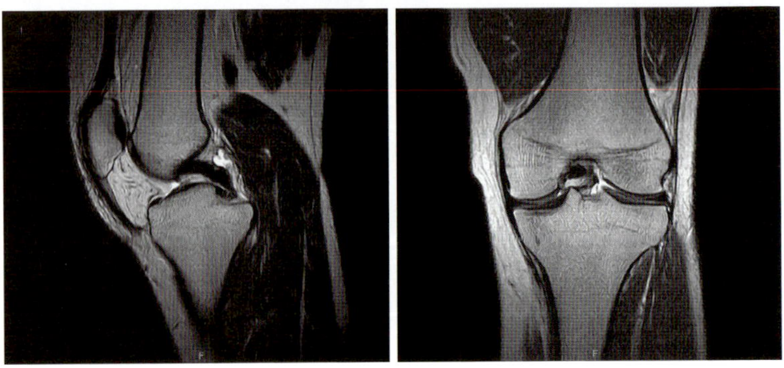

후방십자인대 정상

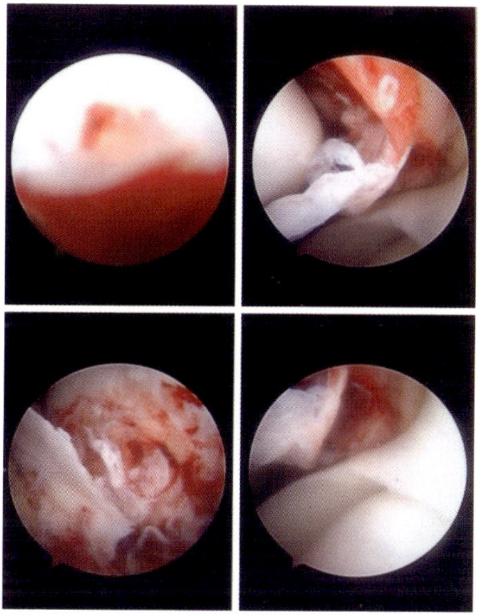

후방십자인대 파열

7. 내측측부인대파열(Medial Collateral Ligament, MCL rupture)

1) 내측측부인대 파열(medial collateral ligament rupture) 개요

(1) 무릎에 외반(valgus)스트레스에 의한 인대 파열로 내측 관절이 열린다.

(2) 전방십자인대 손상과 연관되거나 내측 반월상연골판 주변부 손상, 연골판 구조물 손상과 연관

(3) 불연속성의 인대로 자기공명상 비후되고 고신호강도가 남아 있는 인대내에 보일 때 진단

(4) 보통, 만성으로 반복된 외반 스트레스에 겹쳐서 급성 손상이 원인된다.

(5) 기 분류(staging or grading criteria)

① grade I : 경미한 파열에 불안정성 없이 동통

② gradeII : 어느정도 불안정성 가진 부분 파열(50% 이상)

③ grade III : 완전 파열

2) 영상진단 특징

(1) 표재층(경골측부인대)와 심부층(연골판 대퇴골 과 연골판 경골 부착부위)구성이 완전 혹은 부분 파열된다.

(2) 내측대퇴골과 주위에 근위부 인대의 석회화 혹은 골화(ossification)

3) 자기공명소견

(1) T2FLWI에서 인대내에 고신호강도

(2) 인대섬유조직의 비연속성

(3) 이소성(heterotopic)골화(Pellegrini Stieda disease)가 증가신호강도로 보이거나(골수 지방) FLWI, T1WI에서 피질 구조물(corticated structure)로 보인다.

(4) 외측대퇴골 과 경골에 골타박은 외반 스트레스에 의해 간접적으로 나타낸다.

(5) 부분파열 : 일부 섬유조직들은 연결되어 있고 유지되어 있다.

증례 1. 내측 측부인대파열(MCL. rupture)

- ⊙ 주소·병력 : 33세 남자환자가 오토바이 타고 가다 승용차에 부딪혀 좌측 무릎 동통과 부종으로 내원
- ⊙ 영상소견 : 내측측부인대 대퇴골 부착부위가 너덜너덜하게 고신호강도로 파열된 양상을 보인다.

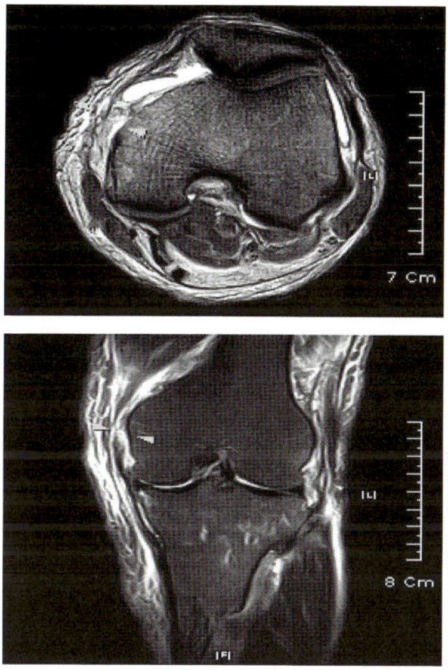

내측측부인대 파열

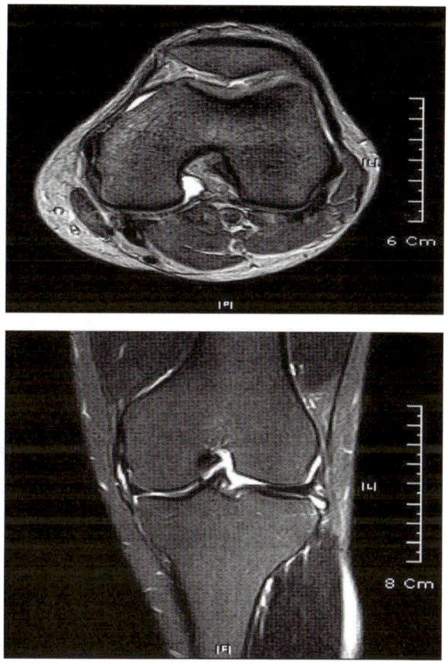

정상

8. 골괴사(Bone Necrosis)

1) 골괴사(bone necrosis) 개요

(1) 골괴사는 원인 불명의 일차적 골괴사와 2차적 골괴사{(스테로이드 치료, 혈행성 이혼화증 dyscrasia), Gauchers 질환, 잠함(caisson)질병, 관절성형술}로 나뉜다.

(2) 여자가 3배 많고 60세 이상에서 많이 온다.

(3) 증상이 있는 후 6~8주 지속되고 밤에 통증이 더 심하다.

2) X-ray 와 자기공명촬영 기 분류

(1) 제 1기 : X-ray상 정상, 자기공명상 저신호강도

(2) 제 2기 : X-ray상 약간 납작해진다
자기공명상 T1WI 저신호강도, T2WI 중심부 고신호강도 주변부 저신호강도, 주위 골간단(metaphysis)에 T1WI 저신호, T2WI 고신호강도의 골부종 소견(subchondral facture로 불린다)

(3) 제 3기 : X-ray상 연골하골(subchondral bone)에 방사상 방사선투과성 구역(radiolucent area)와 주위 경화성 벽 일부 보인다.
자기공명상 일부 골 허탈(collapse) 보이고 관절강 좁아짐(joint space narrowing)

(4) 제 4기 : 골 허탈(collapse)더 심해지고 퇴행성 관절염 동반된다.

증례 1. 골괴사(bone necrosis)

- 주소·병력 : 63세 여자환자가 10년 전부터 아파오다 5일 전부터 좌측 무릎 동통이 심해져 내원
- 균주 : Gram negative bacilli, pseudomonas aerogenous
- 영상소견 : T1T2WI 관상스캔상에서 대퇴골, 경골내측과 연골하골(subchondral bone)부위에 삼각형의 저신호강도와 반지양 음영의 중심부 고신호에 주변부 저신호테두리 신호강도 보임

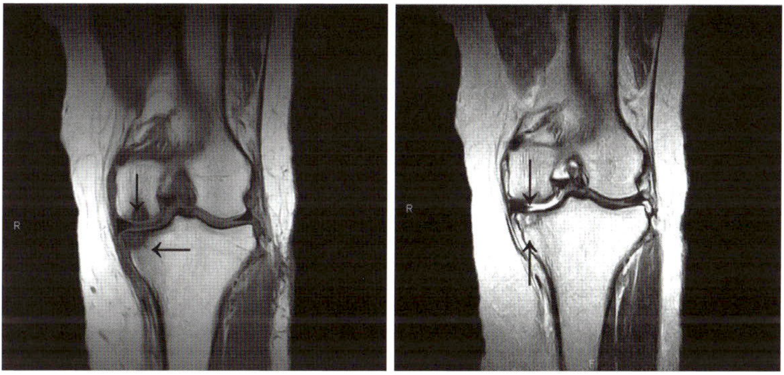

골괴사

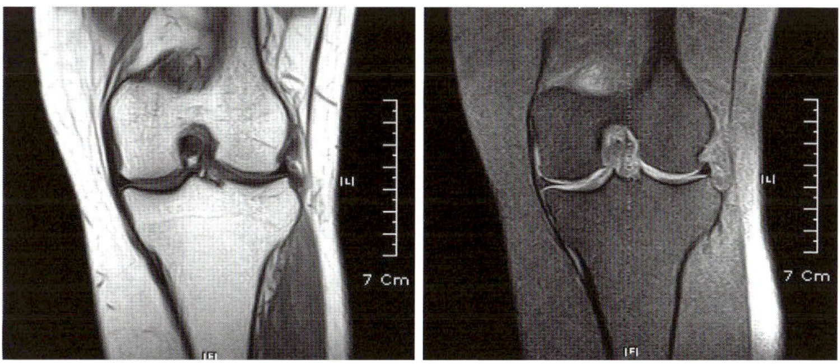

정상

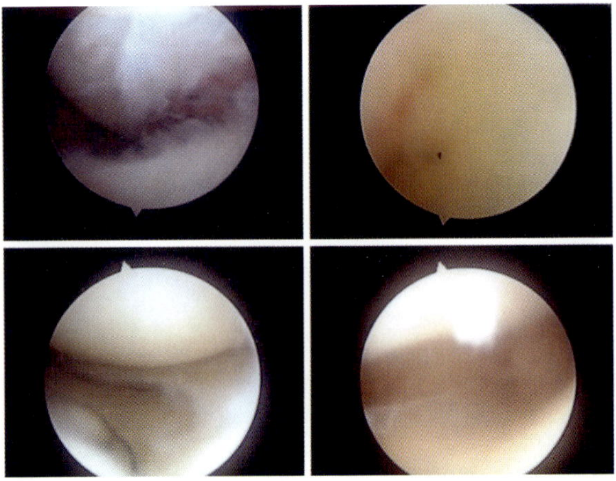

골괴사 관절경 사진

9. 골연골염(Osteochondritis Dissecanse)

1) 골연골염(osteochondritis dissecanse) 개요

(1) 성인 박리성 골연골염은 골 연골부분으로 구성되고 내, 외측과에 온다.

(2) 내측과 병변은 주로 앞쪽에 오고 슬개 대퇴 관절과 경골 대퇴관절 장애를 가져 오고 외측과 병변은 주로 뒤쪽에 오고 경골 대퇴관절에 장애를 가져 온다.

(3) 골은 무혈성이고 경화성이나 으스러지기 쉽고 다발성 골섬(bone island)을 보이면서 주 경화성이고 기저부엔 낭성 변화 보인다.

2) 자기공명촬영 특징

(1) 골섬 주위에 몇 mm의 섬유조직층이 MRI상 T1WI에서 저신호강도로 싸여 있고 섬유조직 밑으로는 정상 골소주를 가진 경화성 골로 싸여져 있다.

(2) 연골면 골절을 잘 보여주는데 특히 골편 밑으로 물로 채워진 조직 음영을 잘 보여 준다.

증례 1. 골연골염(osteochondritis dissecanse)

- 주소·병력 : 69세 여자환자가 2년 전부터 우측 무릎동통을 주소로 내원
- 영상소견 : 관상 축상 스캔상 대퇴골 내측 연골하골 부위에 T1WI 저신호강도, T2WI에서 저 등신호강도 보이고 피질이 불분명하게 희미해지고 결절성면 보인다.

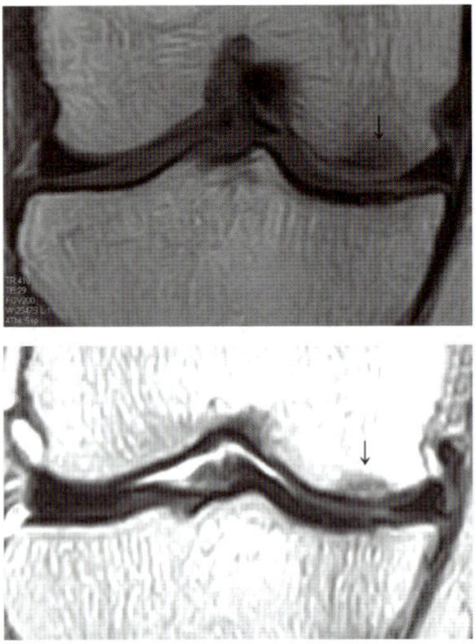

골연골염

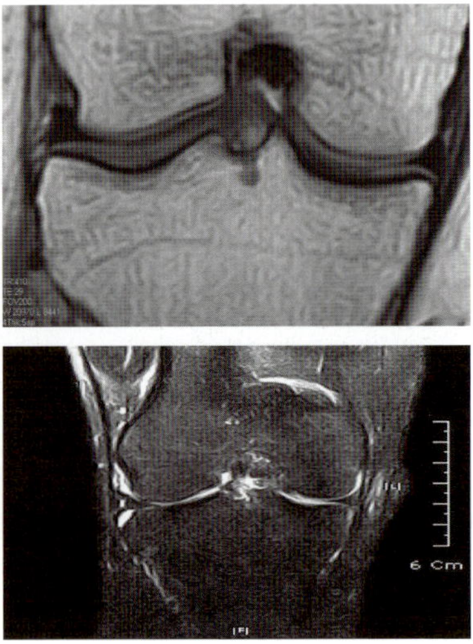

정상

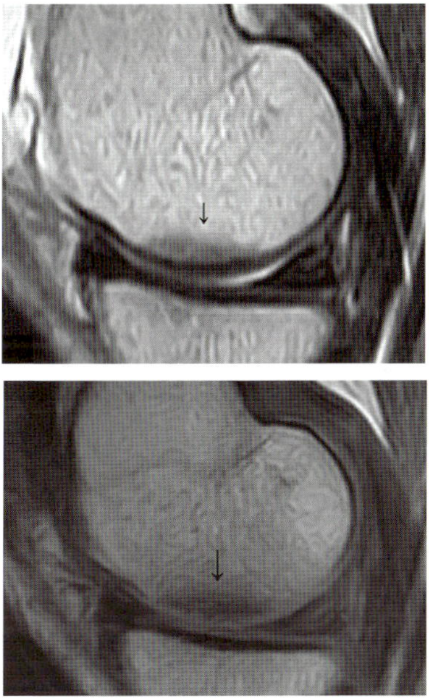

골연골염

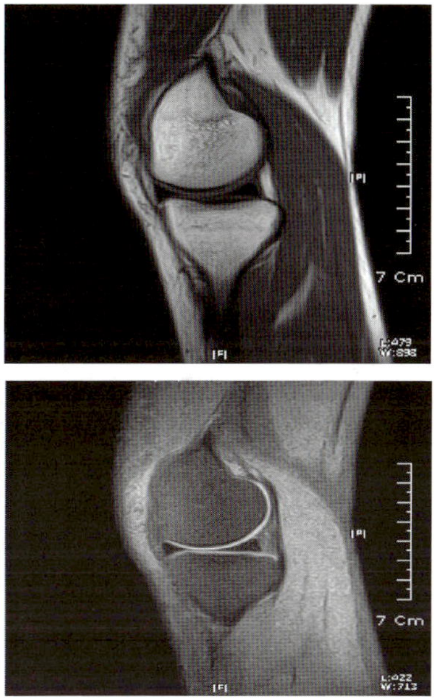

정상

10. 관절연골파괴(Cartilage Destruction)

증례 1.

- 주소·병력 : 59세 여자환자 10년 전부터 우측 무릎 동통으로 내원
- 수술 : 인공관절시행
- 영상소견 : 우측 내측 대퇴골 균질하고 균일한 등신호강도의 연골이 일부 없어지고 연골이 너덜너덜하고 폭이 좁아져 있다. 정상과 비교하자.

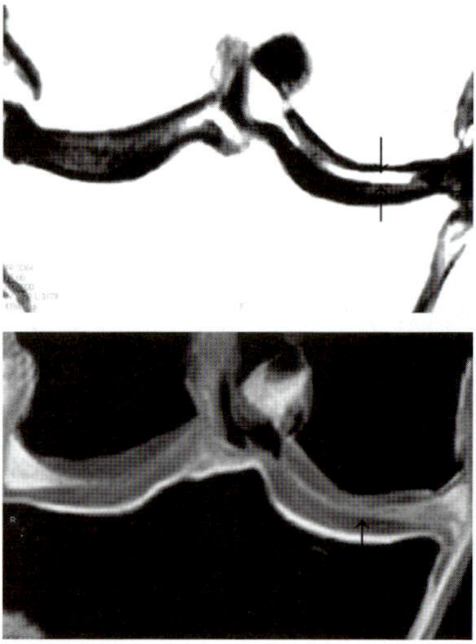

우측대퇴골 연골파괴(Grad IV)

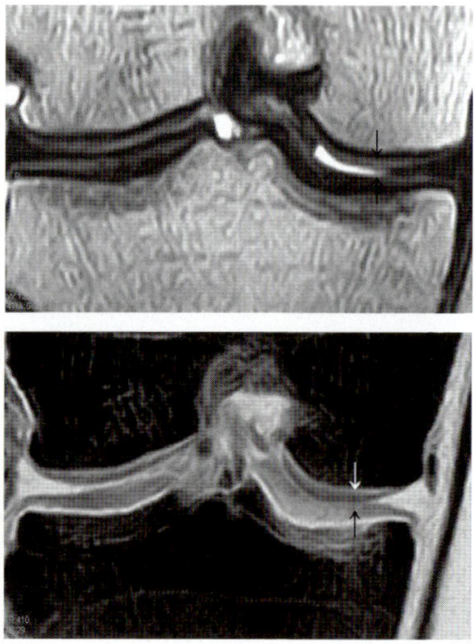

대퇴골 연골 정상

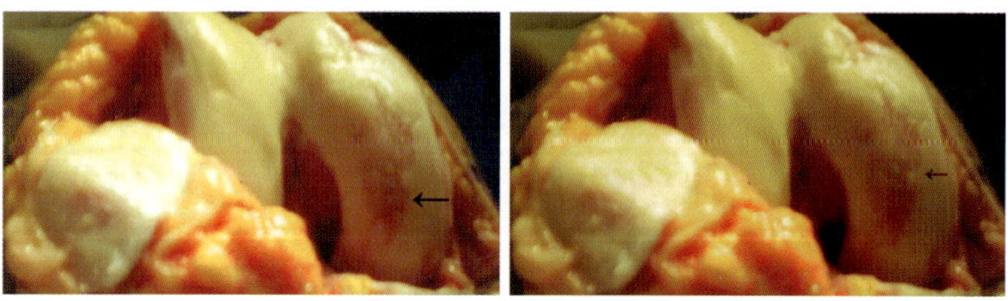

수술 중 사진상에서 우측 대퇴골 연골파괴(화살표)

11. 무릎골절(Fracture of Knee)

1) 슬개골 골절(Patella Fracture) 개요

(1) 슬개골 골절(patella fracture)은 일반 X-ray 필름상 안 보일 때가 많은데 특히 선상 골절은 확인이 어려운 경우가 많다. 이 경우에 CT 혹은 MRI 촬영 후 확인 가능하고 외래에서 간편하게 진단 내리는 방법은 초음파 스캔이 있다. 여기서는 CT와 MRI를 소개 하겠다.

(2) 일반 X-ray 촬영 방법은 전후(AP), 측면(LAT), 축상(AXIAL), 사위(OBLIQUE)촬영 등을 시행한 뒤 골절선을 확인 하여야 한다. 어떤 예에서는 CT상 보이지 않은데 일반 X-ray 필름상 선상골절을 확인 할 수도 있다.

증례 1.

⊙ 주소·병력 : 72세 여자환자가 넘어지면서, 부딪혀 우측 무릎 동통성 부종을 주소로 내원

⊙ 진단 : 슬개골 골절

⊙ 영상소견 : 슬개골 축상, 사위촬영에서 희미한 방사선투과성 음영의 골절 가능성 보이지만 확실치 않은데 자기공명상에서 T1WI에서 불규칙한 저신호강도, T2WI에서 고신호, 혼합신호 강도 보여 골절로 진단

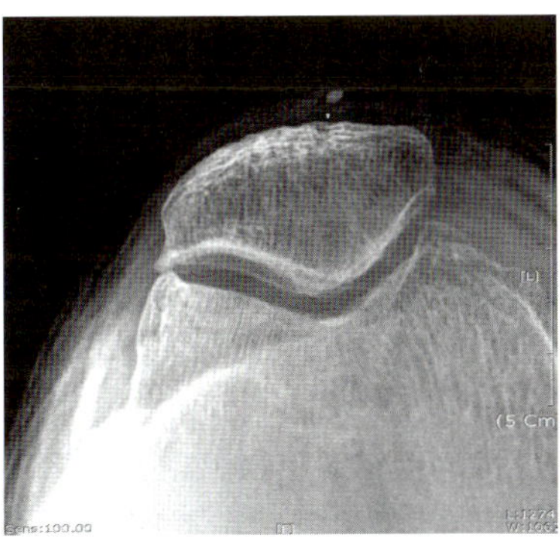

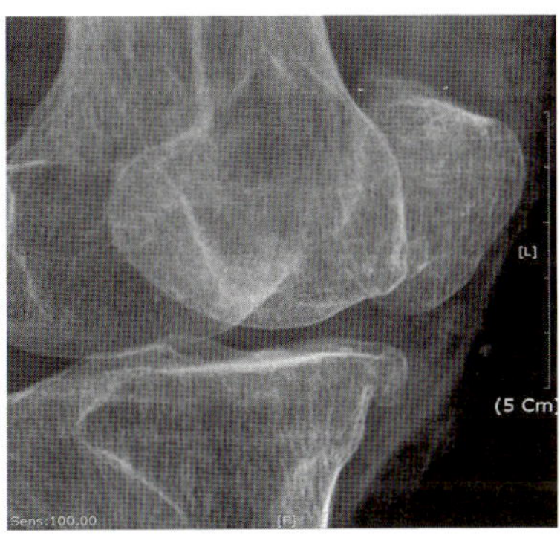

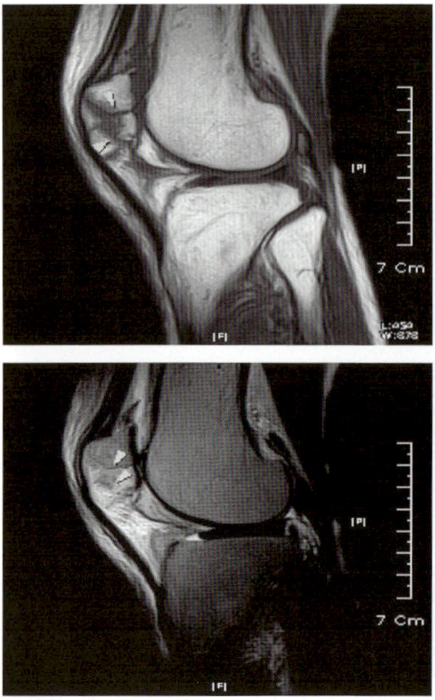

슬개골 골절

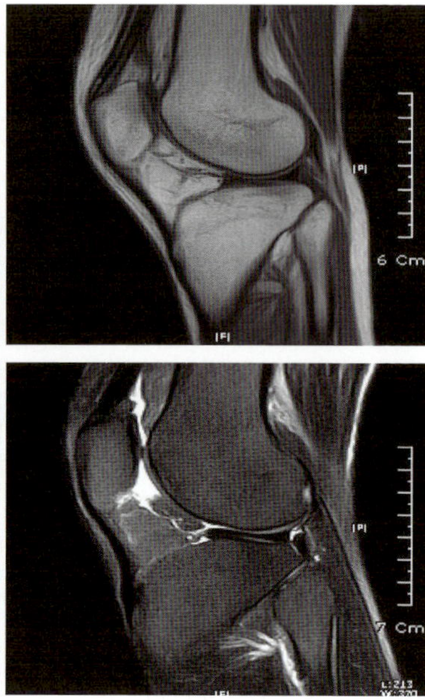

슬개골 정상

12. 골종양(Bone Tumor)

증례 1. 골연골종(Osteochondroma, Hereditary multiple exostosis)

- 주소·병력 : 26세 남자 환자가 무릎 동통을 주소로 내원
- 영상소견 : 정상에 비해 우측 대퇴골 원위부, 경골 근위부에 나뭇가지 모양으로 피질에서 자라나는데 관절강에서 멀어지는 바깥쪽으로 자라나는 골 종괴가 특징. 정상 피질면으로 이행이 부드럽고 보통은 꽃봉오리 모양 혹은 가지 모양을 보인다.

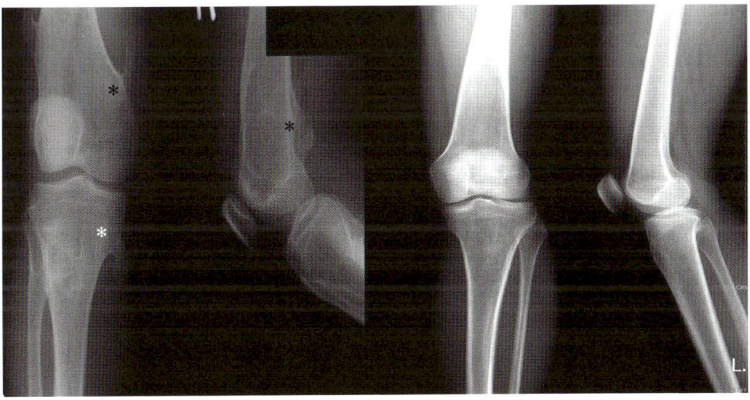

골연골종 | 정상

증례 2. 섬유성 피질 결손(Fibrous cortical defect, 비골화성 섬유종 Non-ossifying fibroma)

- 주소·병력 : 9세 남자
- 영상소견특징 : 대부분 골간단(metaphyseal end)에 잘 생긴다. 편측에 위치하고, 길게 늘어진 낭종양 음영으로 주위 경화소견 보이고 피질이 얇아진다.

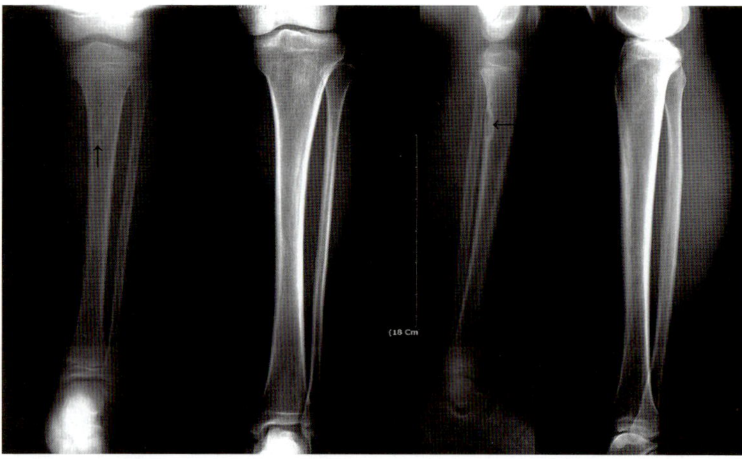

비골화성섬유종	정상	비골화성섬유종	정상

증례 3. 유골골종(Osteoid osteoma)

- 주소·병력 : 20세 남자환자가 1개월 동안 동통성 발목을 주소로 내원 반복된 경미한 외상
- 영상소견 특징 : 20~30대에 호발. 중심성 핵(병소, central nidus)이 특징이며 주위 경화소견 혹은 골막염을 보인다. 중심성 병소는 석회화를 보이기도 한다. 증상은 밤에 더 통증이 심한것이 특징/아스피린 복용으로 동통 완화된다. 낭종양 음영에 주위 경화

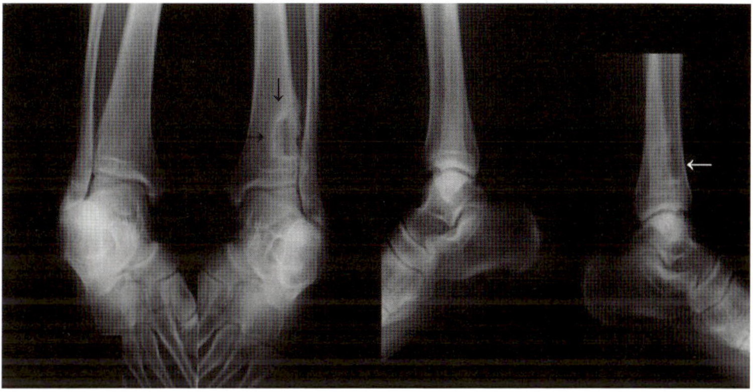

정상	유골골종	정상	유골골종

Chapter 6

발목과 발(ANKLE & FOOT)

1. 박리성골관절염(OCD. Osteochondritis dissecanse)

1) 거골 골연골 병변(osteochondral lesion of talus) 개요

(1) 거골 골연골 병변, 횡연골 골절(transchondral fracture), 골연골 골절(osteochondral fracture), 박리성 골연골염(oosteochondiritis dissecanse), 거골지붕 골절(talar dome fracture)등이 같은 용어로 사용된다.

(2) 관절연골 침범하고 연골하골 내측(subchondral bone medial, 60%)과 외측(lateral 40%)에 발생

(3) 전구 외상(antecedent trauma, 예 : 발목꼬임 매복 torsional impaction)

(4) 압박 혹은 견열 거골 지붕 골절의 만성기(chronic phase of compressed or avulsed talar dome fracture)

(5) 힘을 가한 내반(inversion)과 배측굴곡의 외측병변, 내반과 족저굴곡과 외측회전이 내측병변 가져오는데 골괴사 과정이 연골하 골절과 허탈(collapse)가져 온다.

2) 영상소견

(1) 일반 X-ray, CT 필름

① 조기 혹은 숨어있는 거골의 골연골 병변에 예민하지 않다.

② 유리관절연골(hyaline articular cartilage)강도(integrity)를 강조할 수 없다.

(2) 자기공명촬영소견

자기공명분류 : 4기

제 1기 : 연골하 골소주 압박에 골수 부종(subchondral trabeculae compression with marrow edema)

제 2A기 : 연골하 낭종(subchondral cyst)

제 2B기 : 골절편의 불완전한 분리(Incomplete seperation of fragment)

제 3기 : 전위되지 않고 떨어지지 않은 절편주위에 액체

제 4기 : 전위된 분절(displaced fragement)

1. 정상 관절연골 : FLWI에서 중등도 신호강도로 보인다.
2. 떨어진 피질 절편 : 저신호강도
3. 골결손(bone defect) : T1WI에서 저 혹은 등신호강도(액체와 섬유조직기능으로)
4. 액체 : T2WI에서 고신호강도
5. 반응성 골 경화(reactive bone sclerosis) : 주변부 저신호강도가 T1T2WI에서 보인다. 주위연골하 거골 골수 부종 : 괴사 병변을 벗어나 신전되고, FLWI에서 고신호강도 연골 비정상(chondral abnormality), 가늘어지고, 위쪽으로 휘고 결절성면 보이고 파괴(disruption including flap lesion)
6. 연골 골절과 결손(chondral fracture and defect) : 국소적 저신호강도 혹은 액체
7. 수술 후 섬유연골성 반흔조직 : 중등도 신호강도로 bridging defect
8. 관절 연골 평가는 FLWI가 T2WI보다 예민
9. 부분적으로 부착된 절편: 거골 간격에 절편이 불규칙하고 고신호강도 구역으로 보인다.
10. 부착되지 않은 절편 : FLWI에서 고신호강도 액체로 완전 반지 모양

11. 육아조직 : 신호강도 증가로 연골하 절편에서 보인다.
12. MR조영 증강 : 관절연골평가 연골하 부종과 활액막 조직을 조영 증강 시킨다.
13. 관절내 조영제 : 안정적이지 못하고 유리절편 평가하는데 보통 이용되지 않고 있다.

증례 1. 박리성 골관절염(osteochondritis dissecanse)

- 주소·병력 : 59세 여자환자가 1년전 넘어진 후로 계속 좌측 발목 동통성 부종을 주소로 내원
- 관절경 수술 : 거골(talus)변연절제술과 다발성 천공술
- 관절경 진단 : 족관절 거골 내측부 박리성 골관절염
- 관절경소견 : 전측 관절피막에 증식성 활액막염소견 보이고 내측 gutter 내측 거골 dome의 중심부분에(central portion) 12×10 mm 크기의 박리성골관절염(OCD)로 인한 연골 파괴(cartilage denudation) 소견과 함께 fibrillation소견 보임. 전측 거골에 골극형성 보였고 박리성 골관절염 병변과 마주하는 내과 구역(medial malleolar area)에도 일부 골관절염소견 보였다.
- 영상소견 : 일반 X-ray 필름상 거골 내측 dome 부위에 낭종상 미란(cystic rarefaction) 골소주 일부 흩트러져 보인다. 자기공명영상에서 T1WI에서 저신호강도, T2FLWI에서 고신호, 혼합신도강도 보인다.

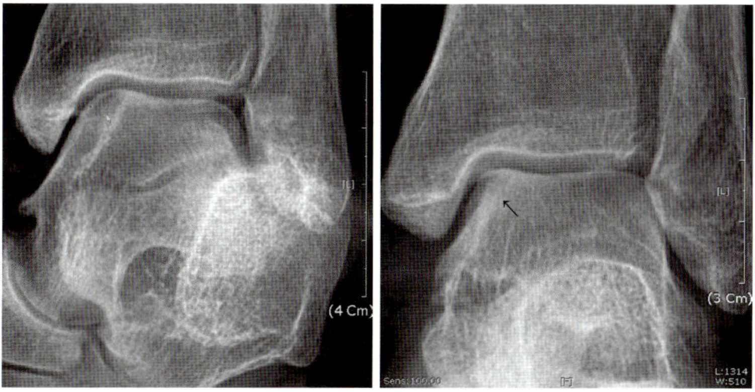

일반 X-ray 상 낭종성 미란

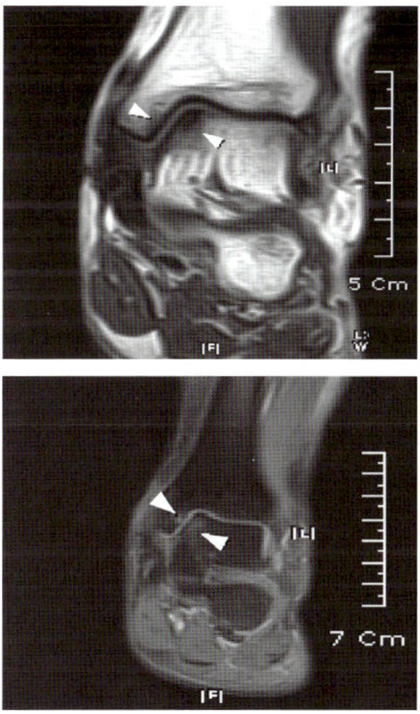

거골 골연골염

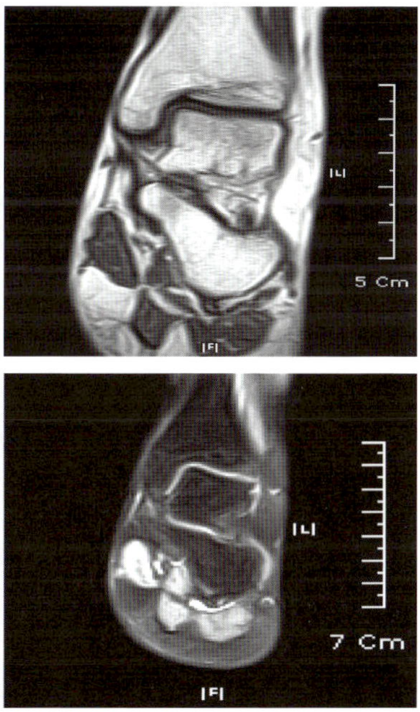

거골 정상

2. 외측측부인대 파열(Lateral Collateral Ligament, LCL rupture)

1) 외측측부인대 파열(LCL rupture) 개요

(1) 족저굴곡(plantar flexion)을 가진 내반(inversion)과 내회전(internal rotation)

(2) 전거비골인대 파열(anterior talofibular ligament tear)이 내회전에 재차 힘을 가한다.

(3) 외측인대 가장 약하고 제일 먼저 파열된다.

(4) 거골 전방 전위(anterior displacement of talus)

(5) 전거비골인대 파열과 종비골인대(calcanefibular ligament)가 겹치면 외측관절강 넓어지고 거골(talus)이 경사진다.

(6) 기 분류(staging or grading criteria)

제1기 : 인대 부분파열 혹은 인대 뻗어 펴짐

제2기 : 부종을 동반한 중등도 염좌와 전거비골인대와 종비골인대 부분파열

제3기 : 전거비골인대와 종비골인대 완전 파열로 발목 불안정성

2) 영상진단 특징

(1) 자기공명소견

① 축상영상에서 전거비골인대가 외과(lateral malleolus)에서 거골까지 45도 각도로 달린다.

② 연관된 피막 파열 과 액체가 연부조직 전외측으로 신전된다.

③ 부분인대 파열과 연관된 급성 파열, 혹인 인대 완전히 부이지 않은 경우, 인대가 늘어진 경우 등 다양하다.

④ 주위 hemosiderin 혹은 부종이 보인다.

⑤ 내측 거골 타박(talar bone contusion)이 T2FLWI에서 고신호강

도로 보인다.

⑥ 견열된 인대(avulsion ligament)가 있을 수도 없을 수도 있고 원위부 비골 골절

(2) 일반촬영에서 진단 방법

① 반드시 좌우 비교하고 족관절을 족바닥 쪽으로 구부려서 내반 스트레스를 가하여 전후 촬영하여 계측한다.

② 외측인대 손상 : 거골이 불안정해지고 거골 경사도가 커진다(그림 6-1). 거골 전방으로 당겨 측면촬영하여 경골 관절면뒤의 가장자리와 거골활차 관절면사이의 간격 계측해 거골이 전방으로 도가 증대된다.

③ 내반스트레스 촬영법의 이점 : 인대손상외에 X-ray상 보이지 않은 골편, 연골골절이 발견, 전위된 골편이 어디에서 나온것인지 판별하는데 유용

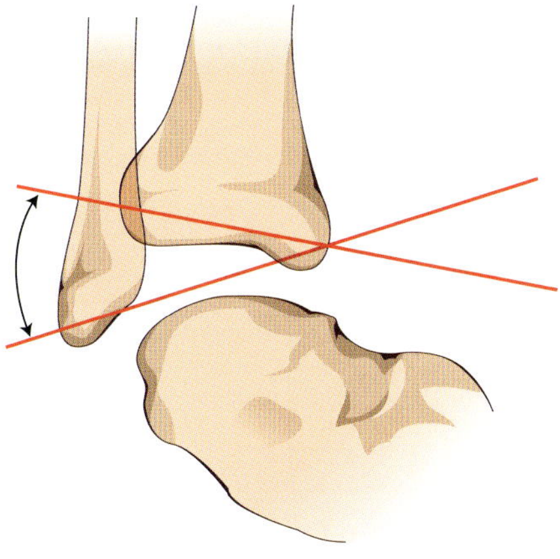

그림 6-1. 거골 경사각의 계측. 경골과 거골의 체중부하면을 연결하는 선의 교차각을 구한다. 외측 인대에 손상이 있으면 거골이 불안정해지고 거골 경사각이 증대한다.

증례 1. 외측측부인대 파열(LCL. rupture)

- 주소·병력 : 21세 남자환자가 3개월 전 행군도중 발목이 꺾인 후 우측 족관절 동통을 주소로 내원
- 수술소견 : 전측 거비골인대의 완전 파열(anterior talo-fibular ligament complete Rupture)와 종비골 인대 거의 완전 파열(calcaneofibular ligament nearly complet Rupture)소견
- 영상소견 : 관상필름과 축상필름 T2FLWI에서 전측 거비골인대가 정상과 비교해 국소적으로 비후되고 좁아지고 등, 고신호강도를 보이고 있고 종비골 인대는 등 저신호강도로 비후되어 있고 연결이 끊겨 있는 양상을 보인다.

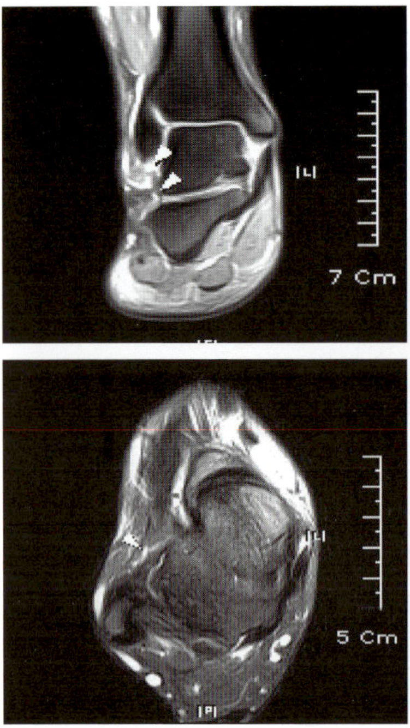

외측 측부인대 파열

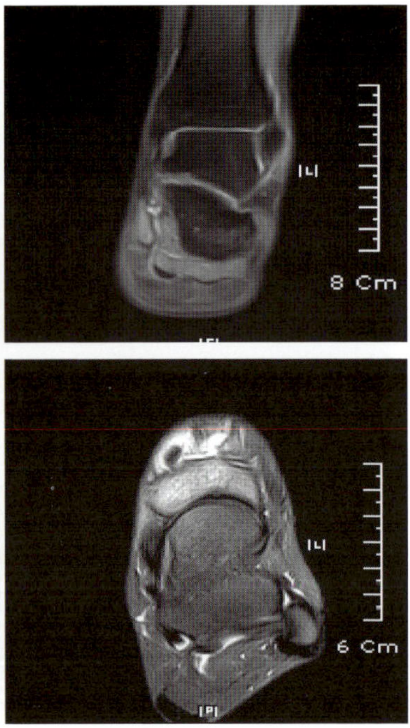

외측 측부인대 정상

3. 아킬레스건 파열(Achillis Tendon Rupture)

1) 아킬레스건 파열(achillis tendon rupture) 개요

(1) 중년 남성에 운동하는 사람

(2) 직접외상 : 근건 접합부(myotendinous junction)에서 파열

(3) 종골(os calcis, 발뒤꿈치)에서 상방 2~6 cm 되는 곳에서 파열 많다.

(4) 원인 : 힘을 가한 발이 배굴(dorsiflexion)되어 삼두근이 갑자기 수축되어 발생 혹은 류마티스 관절염, 전신홍반, 당뇨병, 통풍 등에서 온다.

(5) 급성파열은 만성건초염과 부분 파열의 전구요인이 된다.

(6) 25%에서 진단을 놓칠 수 있다. Thomson test 양성(종아리를 쥐어짤 시 족저굴곡반이 없다.)

2) 영상진단 특징

(1) 자기공명소견

① 정상 아킬레스건은 균일한 저신호강도를 보인다.

② 파열 : 불연속성을 가진 파괴(disruption with discontinuity), 퇴축된 건

③ T1T2FL 시상 축상 영상을 얻는다.

④ FLWI영상에서 고신호강도 출혈 혹은 부종이 건내 혹은 건주위 연부조직에 보인다.

⑤ 고신호강도의 액체로 채워진 틈이 보이는데 지방이 끼워 있거나 없을 수 있다.

⑥ 근위 건 퇴축은 건면이 너덜너덜하거나 닭벼슬 모양으로 보인다.

⑦ 건내 액체 : 수술 후 혹은 대증 요법후 6개월 이상 보일 수 있다(12

개월엔 건이 넓어진다.)

⑧ 종대된 근위부와 원위부 끝 파열된 곳은 유합 연결이 감쇄된 것과 관련된다.

⑨ 수술적 회복 반응 : 건 크기가 증가하고 반흔조직에 의해 건 신호 강도가 떨어진다.

⑩ 건주위에 부종과 아킬레스 지방 부종은 흔한 소견이다.

증례 1. 아킬레스건파열(achillis tendon rupture)

⊙ 주소·병력 : 45세 남자환자가 2일전 등산도중 수상당해 우측 다리 동통을 주소로 내원

⊙ 수술 : 아킬레스 건 완전 파열로 건봉합술(tenorraphy)시행

⊙ 영상소견 : 일반 X-ray연부조직 필름상 정상 아킬레스건은 균일하고 균질한 관상 연부조직 음영으로 보이는데 파열은 아킬레스건 앞쪽의 정상 삼각형 지방음영이 소실되고 아킬레스건 음영이 불분명해 보인다. 자기공명촬영상 아킬레스건 완전 파열되어 깃대봉처럼 보이고 근위부 건은 퇴축되어 있고 파열된 끝면은 건속에 등, 고신호강도를 보인다. 축상스캔상 정상 저신호강도의 건이 없어지고 수북모양의 형상을 보이는 혼합신호강도를 보인다.

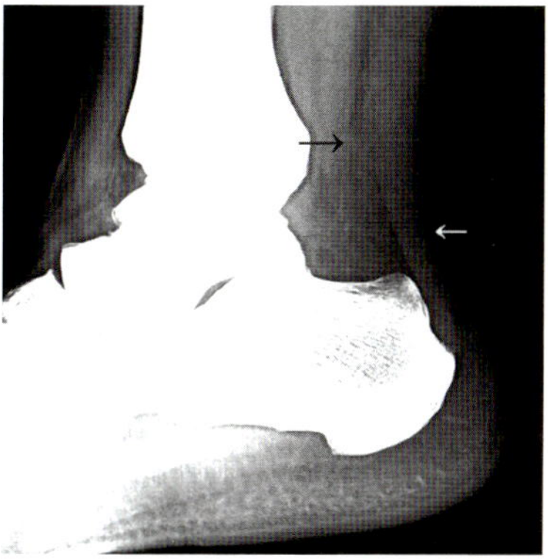

아킬레스 건 파열

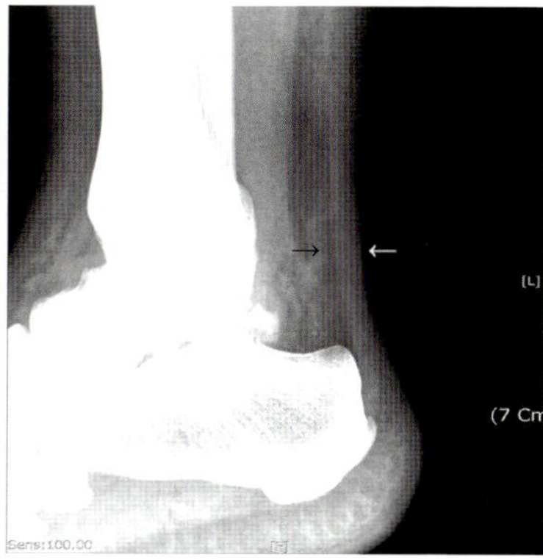

아킬레스 건 정상

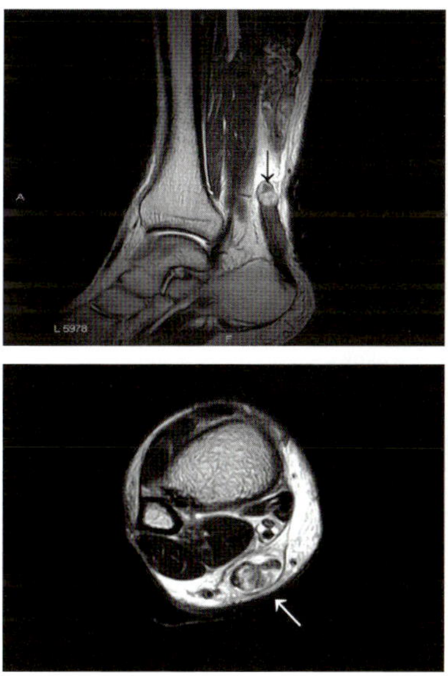

아킬레스 건 완전 파열

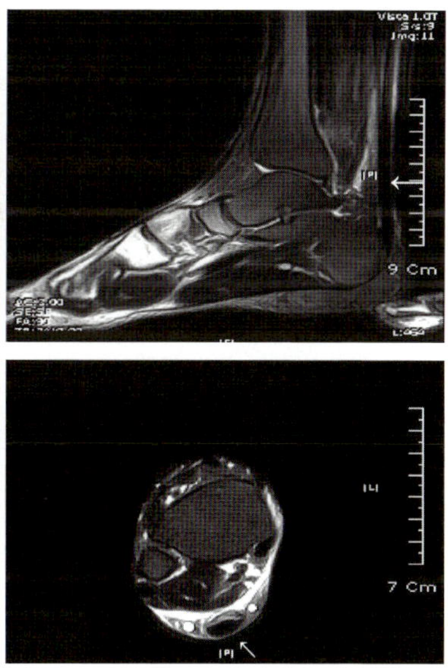

아킬레스 건 정상

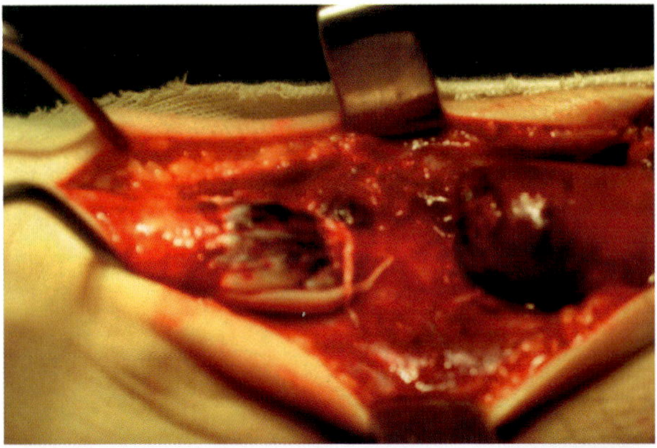

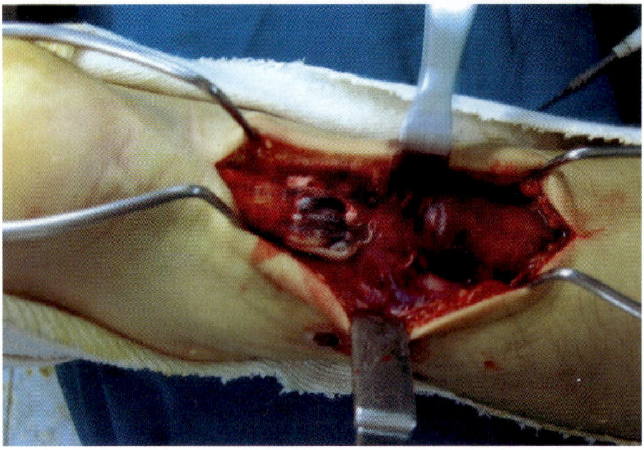

아킬레스건 파열

4. 프라이버그씨 병(Freibergs Disease)

1) 프라이버그씨 병(Freibergs disease) 개요

(1) 제2중족골 골두의 무혈성 괴사증

(2) 사춘기 여성에 많이 발생

(3) 제1중족골이 제2중족골보다 짧은 발에서 많이 볼 수 있다.

(4) 중족골두에 변형을 남겨놓기 쉽고 어른이 된 다음에 퇴행성 관절염으로 이행해 증상을 재현시키는 경우가 많다.

2) 영상진단 특징

(1) 제2중족골의 편평해지고 불규칙한 경화 분절상

증례 1. 프라이버그씨 병(Freiberg's disease)

- 주소·병력 : 45세 남자환자
- 영상소견 : 일반 X-ray 필름상 제2중수골 원위부가 납작해지고 경화소견에 방사선투과성 음영이 보인다. 자기공명촬영소견상 제2중수골 원위부가 납작해지고 T2FLWI에서 이중의 혼합 신호강도를 보인다.

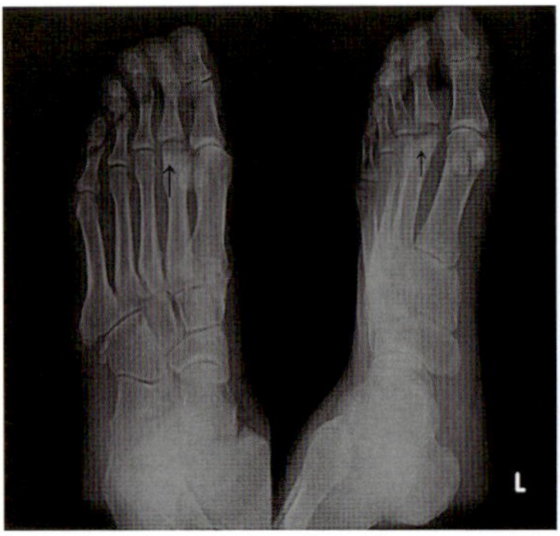

제 2중수골 골괴사

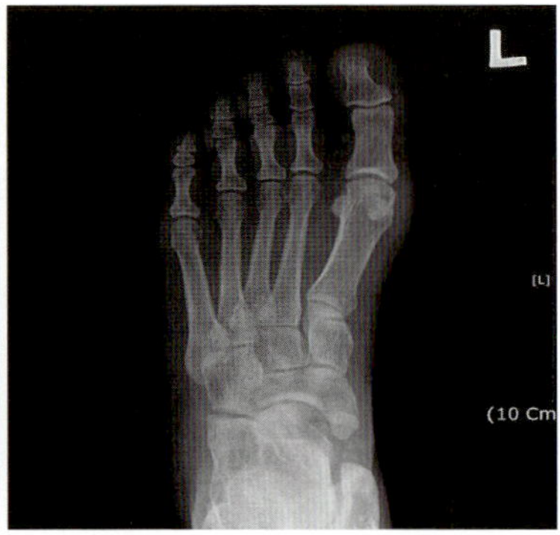

제 2중수골 정상

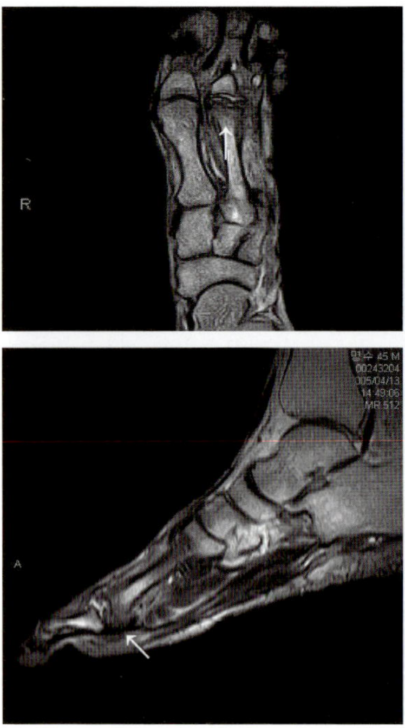

제 2중수골 골괴사

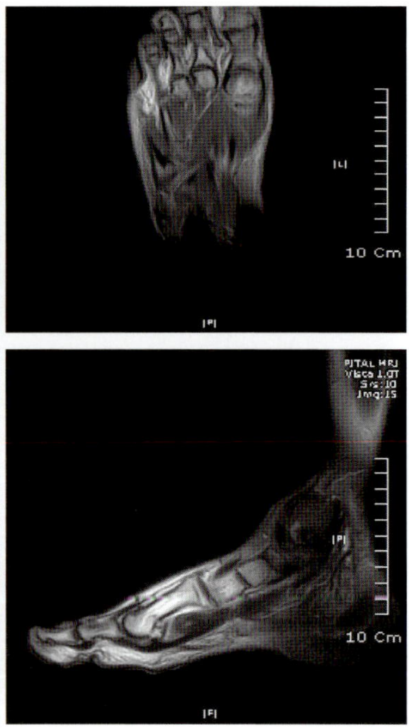

제 2중수골 정상

5. 켈러씨 병(Kohlers disease, 무혈성 괴사증, 주상골)

1) 켈러씨 병(Kohlers disease) 개요

(1) 어린이 족부 주상골(navicular bone)에 무혈성괴사증으로 하중에 의한 압박으로 편평해지고 변형된다.

(2) 남자에 많다.

(3) X-ray 소견 상 음영 증가와 편평화 상태를 보이고 기간이 지나면 골경화 축소되고 불규칙해지고 둘레에 신생골 음영 나타남. 괴사골 없어지고 신생골로 대치된다.

증례 1. 켈러씨병(Kohler's disease)

⊙ 주소·병력 :

⊙ 영상소견 : 주상골(navicular bone)이 직사각형 모양으로 납작해지고 경화소견이 동반되어 있다.

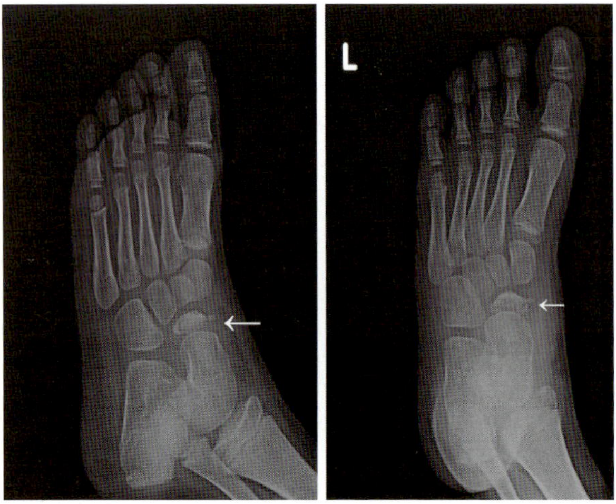

주상골 골괴사

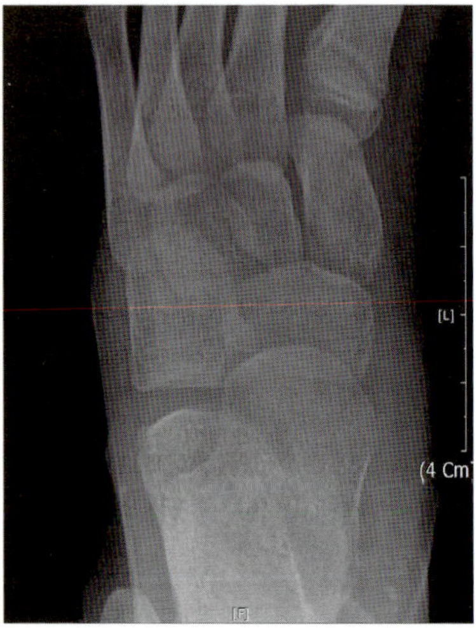

정상 주상골

6. 발목과 발 골절(Fracture of Ankle and Foot)

과부위 골절(malleolar fracture)은 자주 생기는 외상의 하나로 내과 혹은 외과의 단독 골절과 두과가 함께 골절되며 때로는 경골 관절면 또는 거골의 아탈구를 합병한다.

① 원인 : 족부위를 외전(external rotation)할 때 많이 생기고 내전(internal rotation) 할 때 손상은 희귀하다.
외전을 강하게 할 때 배굴의 힘이 가해지면, 경골 관절면 앞쪽 가장자리에 골절, 반대로 저굴의 힘이 가해지면 경골 관절면 뒤쪽 가장자리에 골절이 생긴다.

② 삼과부 골절(trimalleolar fracture) : 내외과 골절에 경골 가장자리 골절이 합병, 일명 Cotton 골절이라 한다.

③ X-ray 검사 : 족관절 정면 측면사진에 45도 내측과 외측으로 당긴 비스듬한 상태의 사위 촬영을 하면 경골의 전후방골절이 확실해진다.

1) 삼과부골절(Trimalleolar Fracture)

증례 1.

- 주소·병력 : 59세 여자환자가 목욕탕에서 넘어져 좌측 발목에 동통성 종창을 주소로 내원
- 수술소견 : 삼과부 골절로 관혈적 정복술과 고정수술 시행
- 일반 x-ray소견 : 경골내과 및 비골에 골절이 보이고 측면사진상 경골 관절면 앞 가장자리에 골절을 동반하고 있다.

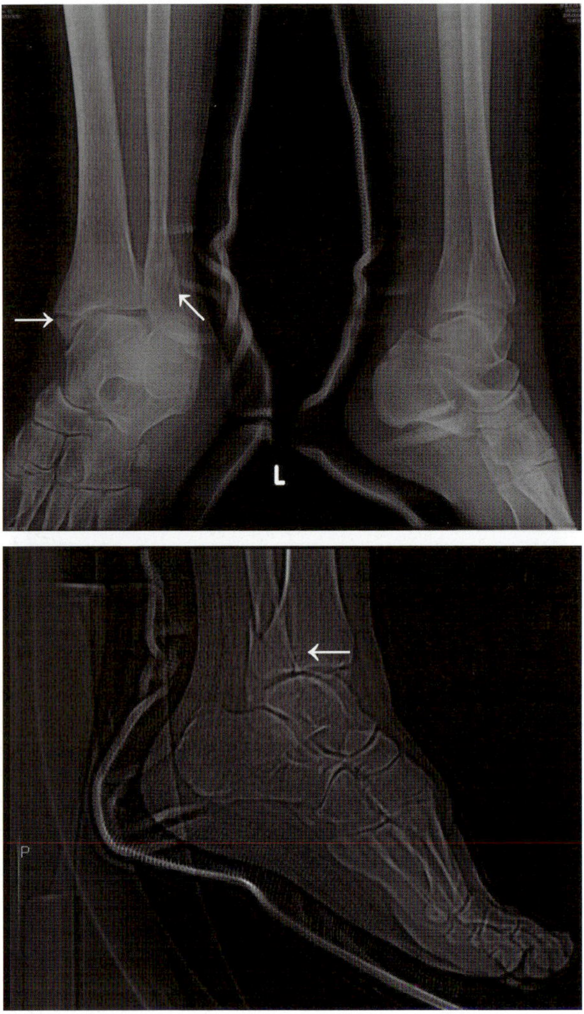

삼과부 골절, 발목

2) 이과골절(Bimalleolar Fracture)

증례 1.

- 주소병력 : 18세 남자환자가 축구하다 수상. 우측발목 동통성 부종으로 내원
- 영상소견 : 경골내측과 골절과 비골 원위부 골절을 보인다.

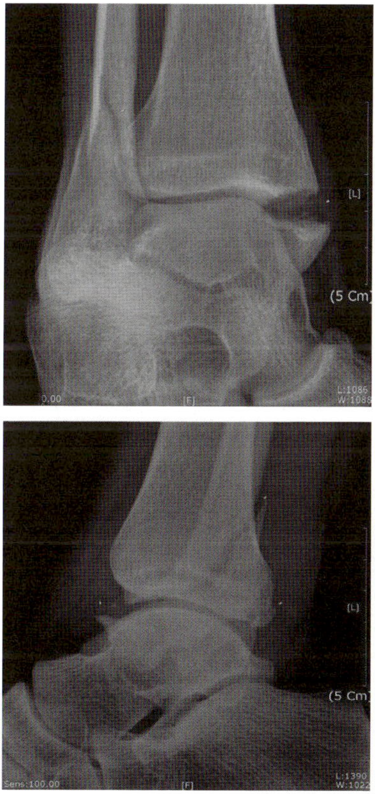

발목 골절

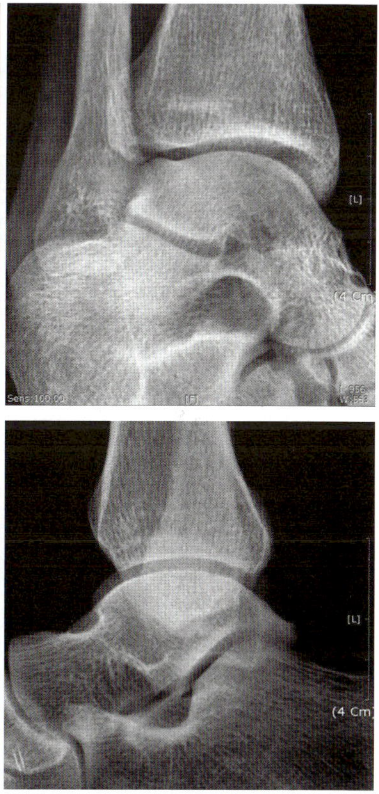

발목 정상

3) 내과골절(Medial Malleolar Fracture)

증례 1.

- 주소·병력 : 46세 남자환자가 선반에서 철장이 떨어져 좌측 발목 동통을 주소로 내원
- 영상소견 : 경골 내측과에 골절선이 보인다.

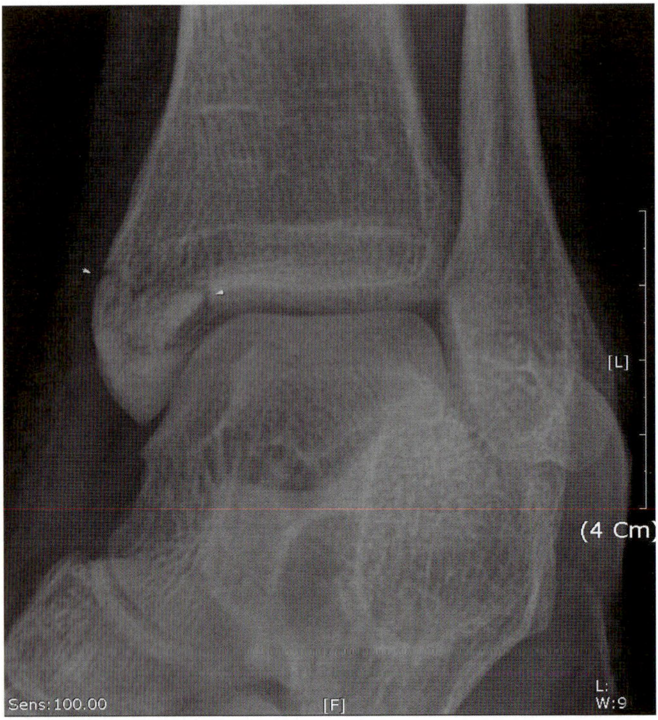

내과 골절

4) 거골골절(Talus Bone Fracture)

(1) 임상치료

대부분 전위 골절이므로 수술적 정복과 내고정을 하며, 체중 부하는 대개 3개월 이후에 시작하여야 한다. 합병증으로는 불유합, 무혈성 괴사, 외상 후 관절염 등이 있다. 무혈성 괴사는 손상 정도가 심할수록 많이 발생하며 수상 후 6~8주에 전후방 방사선 사진 에서 연골하 음영 감소가 거골체에 나타나면 무혈성 괴사가 나타날 가능성이 높다고 하여 이를 Hawkins 증후라 한다.

증례 1.

- 주소·병력 : 62세 남자환자
- 영상소견 : 정상인 우측과 비교해 보면 측면사진에서 선상의 방사선 투과성음영의 골절선을 볼 수 있고 전후촬영 사진에서도 자세히 보면 골소주의 배열이 흐트러져 있음을 찾을 수 있다. 요즈음 자기공명촬영으로 골연골 골절까지도 쉽게 진단 내릴 수 있다.

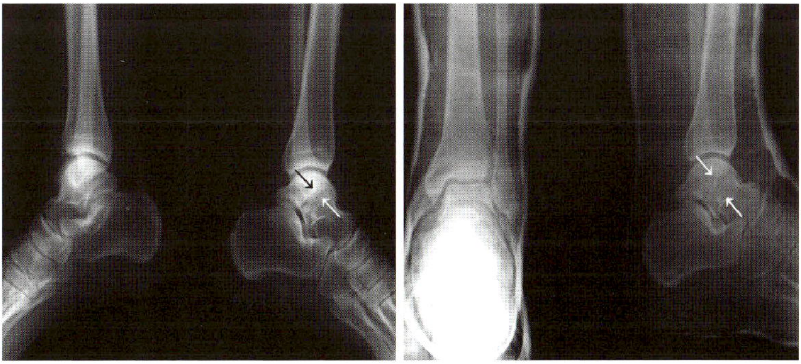

정상 거골골절 | 거골골절

5) 종골골절(Calcaneus Fracture)

(1) 정의 : 발뒤꿈치 부위를 부딪히거나 낙상으로 발이 땅에 부딪혀서 생기는 골절

(2) 촬영방법 : 측면촬영, 축방향 및 안톤센(anthonsen)법 촬영하여 골절 형태 관찰

① 측면촬영- 벨러(Bohler)씨 각의 변화를 관찰한다.
벨러 각이란 종골의 전후 관절면위의 점을 연결한 선과 후관절면 위의 점과 관절조면위의 연결하는 선이 만난 각도 정상 : 20~30도, 골절시 각이 감소

② 축사상촬영 : 골편의 전위상태에 다른 종골 외번의 존재 여부와 그 정도 관찰

③ 안톤센촬영 : 후방거골 관절면의 골절이 있는지 여부와 전위 상태를 관찰. 정상시 종골구를 중심으로 후방 거골 관절면이 평행으로 보이나 골절선이 관절면에 미치면 평행선이 잘못되고 전위를 관찰할 수 있다.

④ 브로덴스촬영 : 내반시켜 10~40도 각도로 촬영, 45도 외반시킨 각도로 촬영. 수술후 관절염이 잘 오기 때문에 거골, 종골 관절면을 잘 보기 위해 촬영한다.

⑤ 종골골절 X-선 소견을 도표를 통해 공부해 보자(그림 6-2).
축상필름 촬영시 45도 외반시킨 촬영방법을 공부해 보자(그림 6-3).

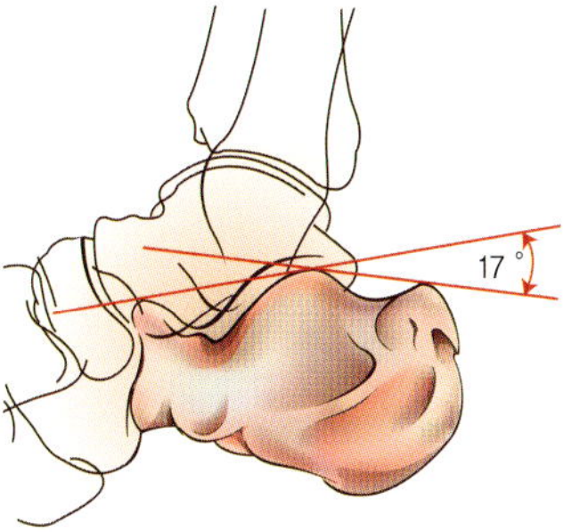

측면상 : 벨러씨각의 감소

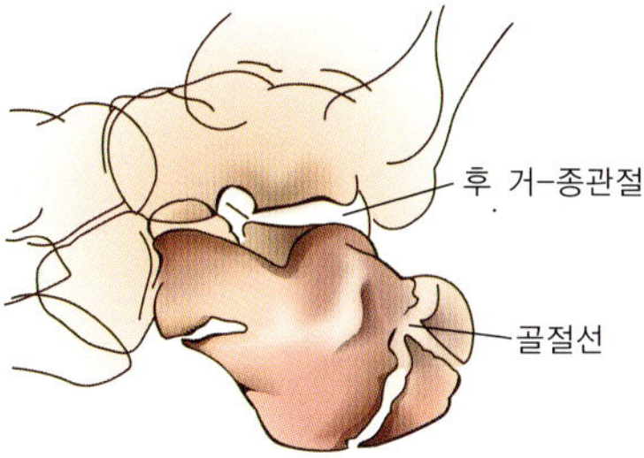

안톤센씨법에 의한 측위상 :
후 거-종관절면의 골절

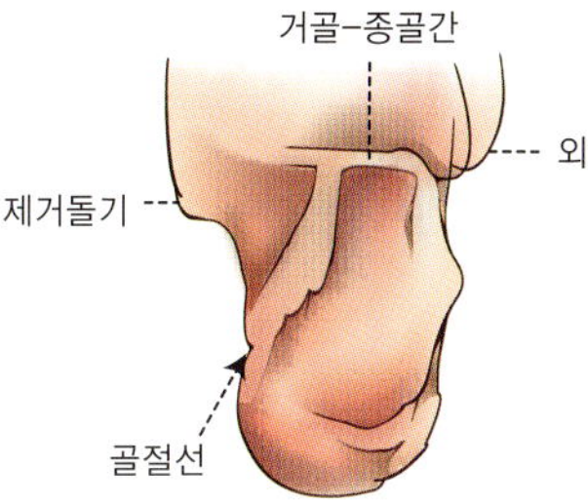

* 벨러씨각 : 종골융기와 후관절면 후연을 연결하는 선과 종골 전관절 맨 끝단과 관절연극 뒷 가장자리를 연결하는 선과 이루는 각. 종골골절에서는 벨러각이 감소한다 (정상 20~30°).

축사상 : 골편의 외측으로의 전위에 의한 종골의 외반, 후방 거골-종골 관절면에 있어서 골절선이 관찰된다.

그림 6-2. 종골 골절의 X-선 소견 방향

증례 1. 종골골절(calcaneal fracture)

- 주소·병력 : 48세남자 환자가 1 m 높이 계단에서 떨어져 우측 발목 동통성 부종으로 내원
- 영상소견 : 일반 X-ray 필름상 시상 축상 촬영에서 종골 골절이 보인다. CT 필름상 복잡성 종골 골절로 관절면까지 신전되어 있다.

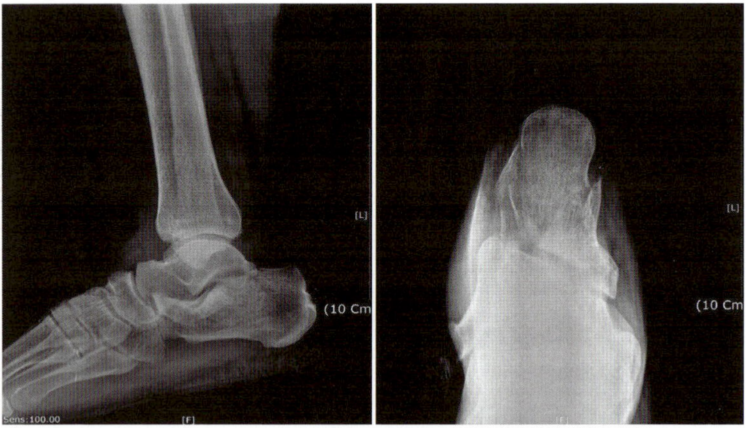

종골 골절

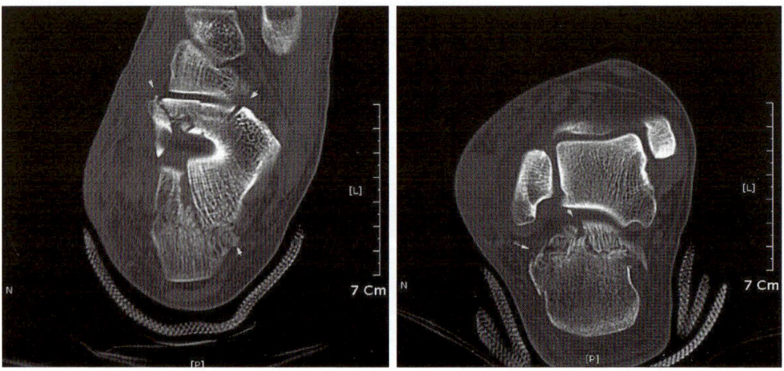

종골 골절이 관절면까지 신전

6) 주상골골절(Navicular Bone Fracture)

증례 1.

- 주소·병력 : 23세 남자환자
- 영상소견 : 주상골 선상골절이 일반 X-ray 필름과 CT필름에서 잘 보인다.

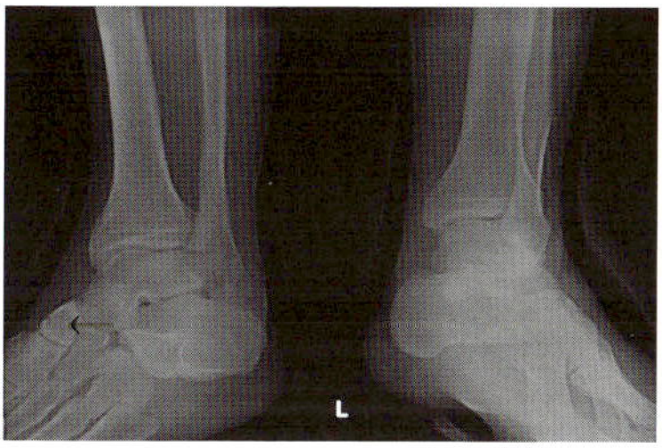

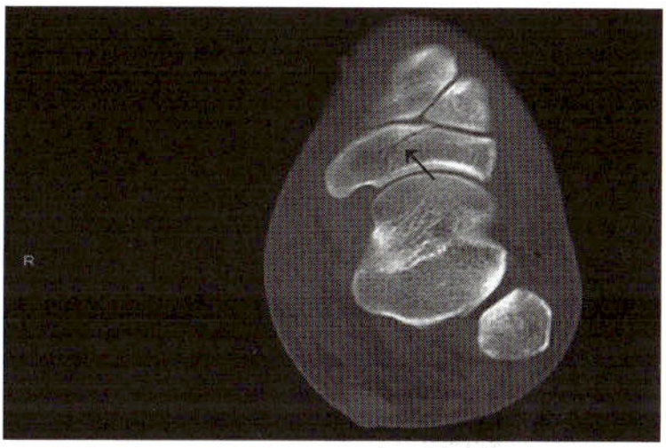

주상골 골절

7) 설상골골절(Cuneiform Bone Fracture)

설상골 골절은 일반 X-ray필름 전후(AP), 사위(OBLQUE)촬영에서 안보인 경우가 많아 임상적으로 의심이 가면 반드시 CT촬영을 하여 진단 내려야 한다.

증례 1.

- 주소·병력 : 66세 여자환자 무단횡단중 차 바뀌에 다리 치여 좌측 발동통을 주소로 내원
- 진단 : 중간 외측 설상골 골절(intemediate, lateral cuneiform bone fracture)
- 영상소견 : 일반 X-ray상 골전선 확실치 않지만 CT필름에서 확실히 보인다.

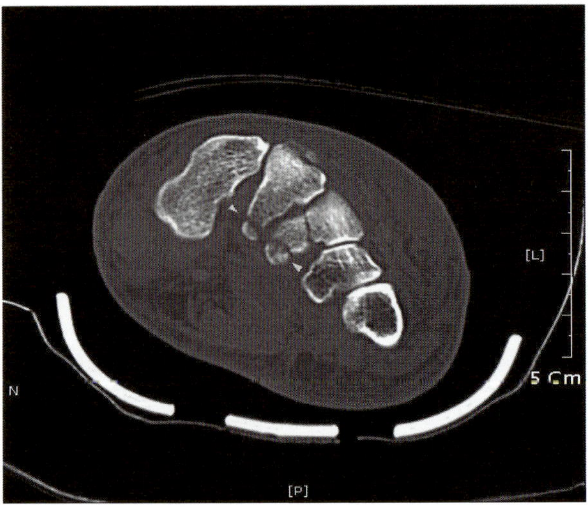

설상골 골절

8) 스트레스 골절(Stress Fracture)

중족골 골절(metatarsal fracture) 진단에서 15세 이하의 청소년은 반드시 양측을 비교하여 촬영을 하여야 하고 스트레스 골절등 선상골절은 일반 X-ray상 잘 안보일수 있어 반드시 CT 혹은 초음파, 자기공명촬영을 하여 진단 내려야 한다.

증례 1.

- 주소·병력 : 13세 남자환자
- 영상소견 : 시상촬영과 축상촬영에서 T1WI 제5중소골 저신호강도, T2WI 고신호, 혼합신호도를 보인다. 일반 X-ray필름상 골절선 보이지 않은다. 초음파상에서도 피질 끊김양 음영이 보인다.

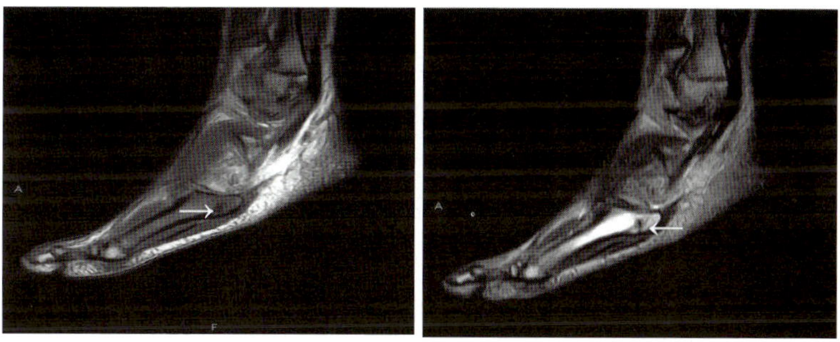

제5중소골 골절선

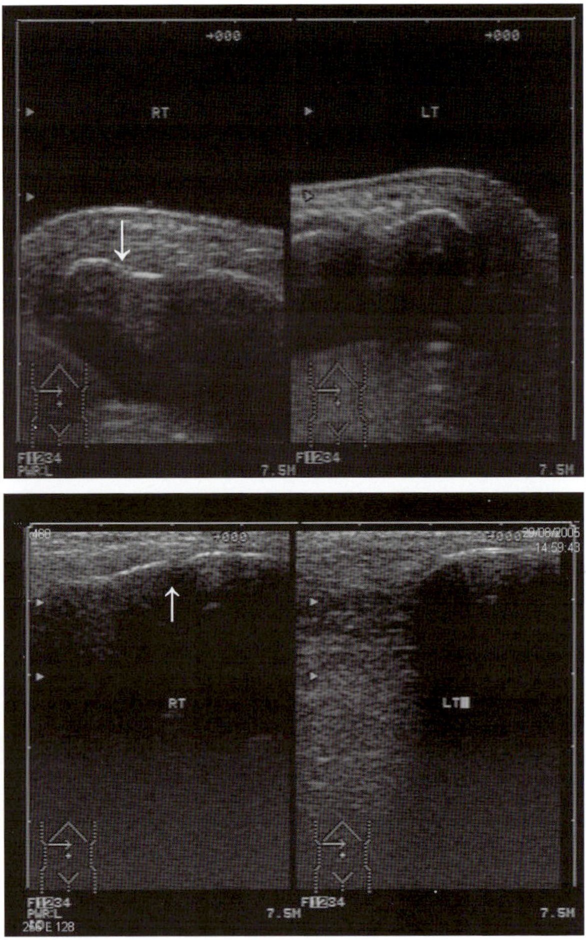

초음파상 정상좌측에 비해 우측피질 끊김양 음영이 보인다.

7) 발가락 골절 및 기타(Fracture of Toe and Others)

(1) 무지외반증(hallux valgus)

① 개요

㉠ 모족의 중족지절관절(MP관절)에서 비골쪽으로 굽어진 변형이다.

㉡ 제1중족골두 부위 동통호소

② 영상진단 특징

제1중족골과 제 2중족골의 종축이 이루는 각도가 커진 상태(그림 6-3)

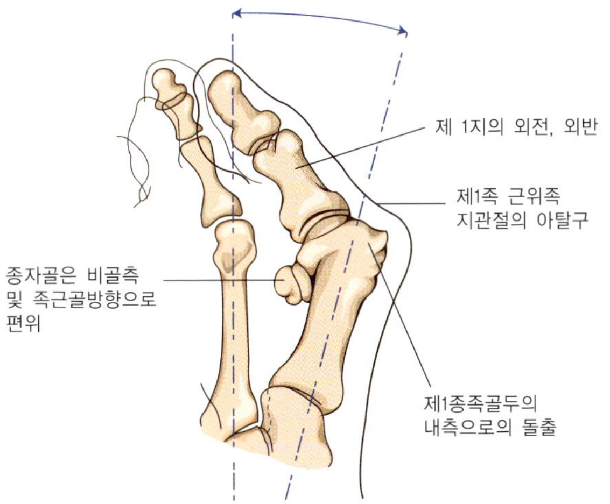

그림 6-3. 외반무지의 X-선 소견

증례 1. 무지외반증(hallux valgus)

- 주소·병력 : 61세 여자환자 교통사고 입원해 우측 발 동통을 주소로 촬영
- 진단 : 무지외반증

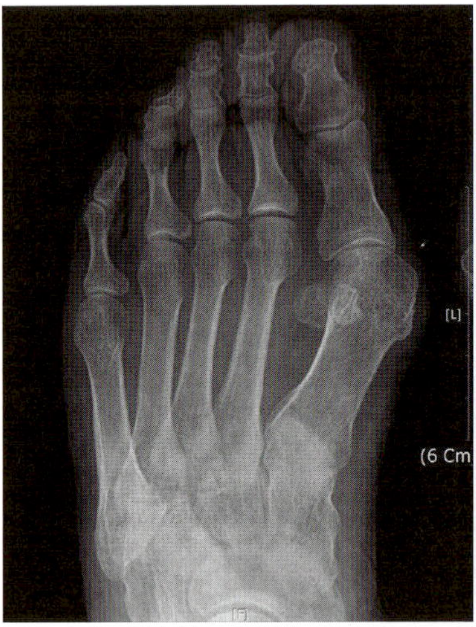

무지외반증

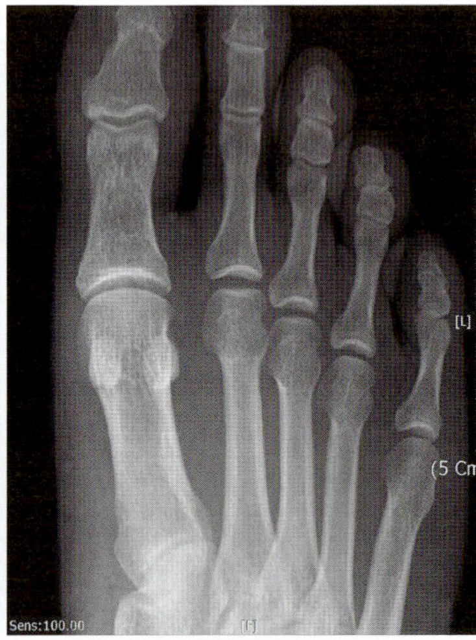

정상

(2) 선천성 내번족(Congenital Club Foot)

① 개요

㉠ 선천성 내번족의 족부 변형은 전족부는 내전, 후족부는 내번으로 족 전체의 첨족 3개의 변형요소로 형성되고 그들 변형 요소는 족근골의 배열이상과 형성부전, 연부조직의 구축 결과로 생긴다.

㉡ 선천성 내번족의 X-선 소견(그림 6-4) : 정상 거골-종골각 25도 형성

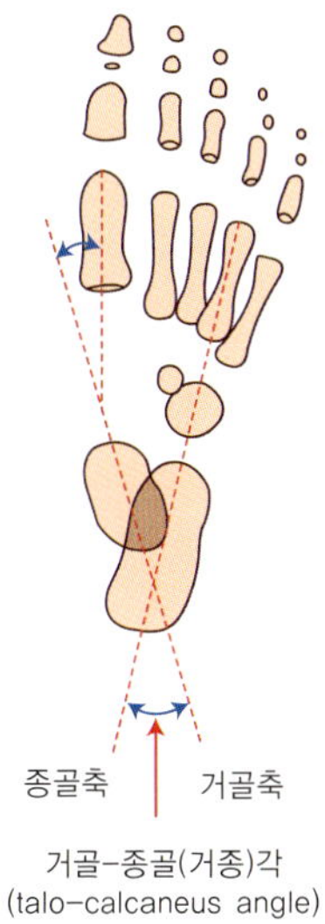

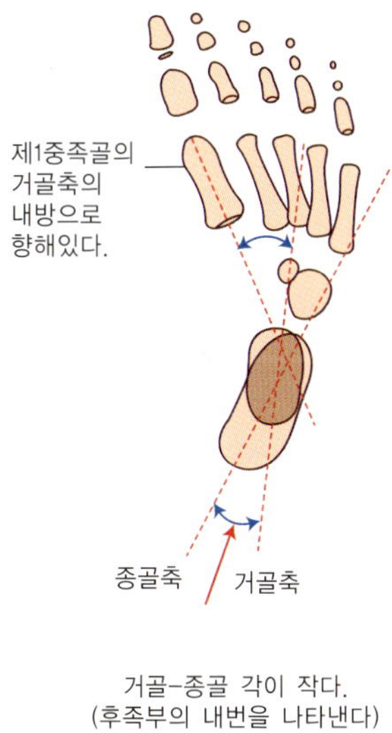

그림 6-4.

(3) 원위지골 탈구 및 골절(증례 2, 3)

증례 1. 선천성 내번족(congenital club foot)

- 주소·병력 : 38세 남자환자 뇌성마비 환자로 척추기형을 가지고 있어 내원
- 진단 : 선천성내번족(congenital club foot)

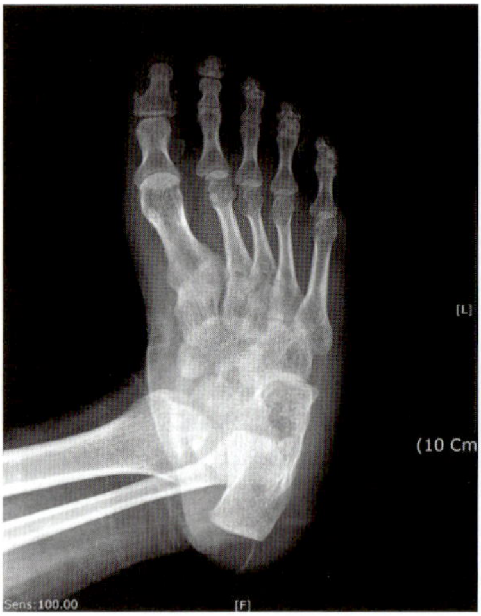

선천성내번족

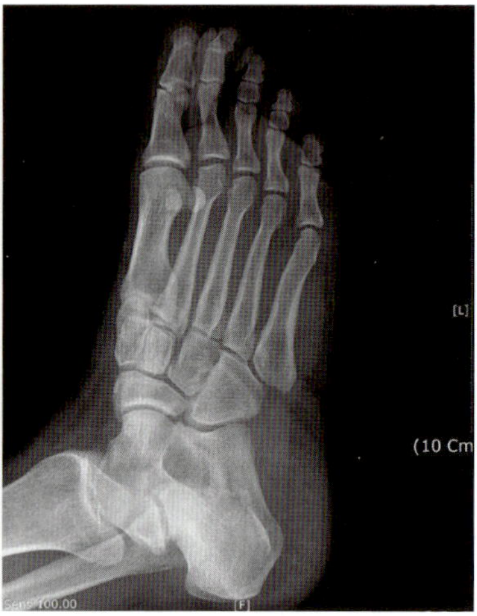

정상

증례 2. 원위지골 탈구

- 주소·병력 : 33세 남자환자가 발로 차다가 제4지골부위에 동통을 주소로 내원
- 영상진단 : 4번째 발가락 원위지골 탈구

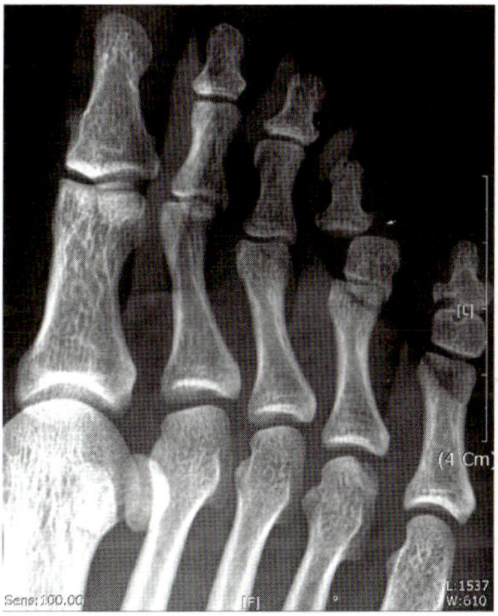

4번째 원위지골 탈구

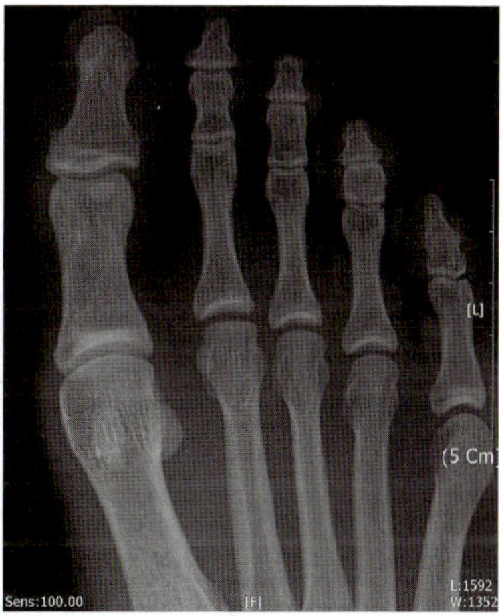

4번째 원위지골 정상

증례 3. 원위지골 골절

- 주소·병력 : 52세 남자환자가 맨홀 뚜껑에 부딪혀 우측 제1족 원위지골에 동통을 호소
- 영상소견 : 우측 엄지 발가락 원위지골에 다발성 골절선이 보인다. 전위 없다.

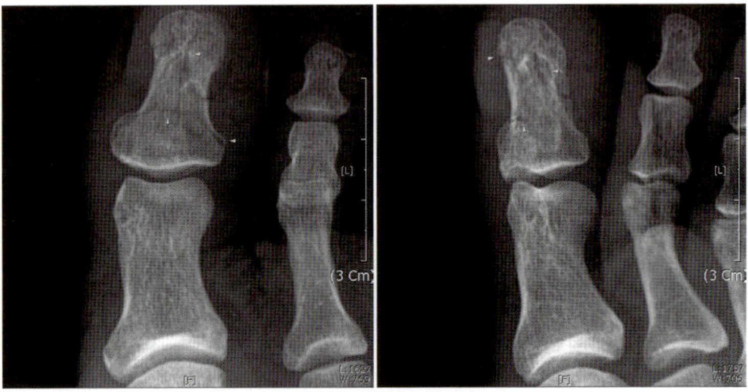

엄지 발가락 골절

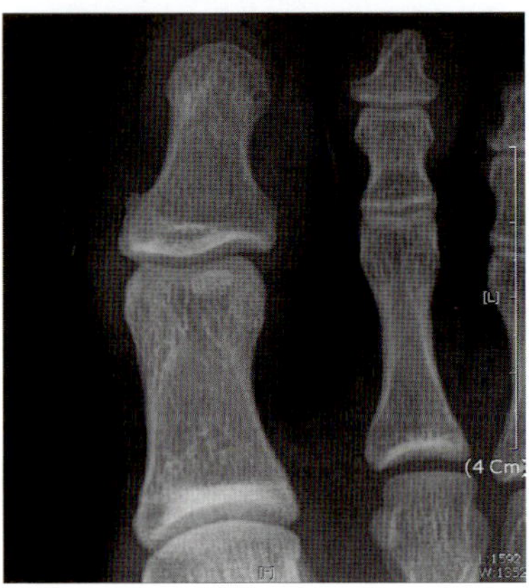

엄지 발가락 정상

Chapter 7

초음파 진단, 골절 (Ultrasound Diagnosis, Fracture)

1. 초음파 진단, 골절(Ultrasound Diagnosis, Fracture)

임상적으로 골절이 의심스러우나 일반 X-ray상 골절이 보이지 않을 때, 쉽고 빠르고 정확하게 진단 내릴 수 있는 방법이 초음파 스캔이다. 늑골중 환자가 가슴 앞쪽 부위에 동통을 호소하거나 늑-연골(costal cartilage)부위 골절등은 일반 X-ray나 CT에서도 찾기도 어려울 때가 간혹 있고 비골골절 진단에서 촬영조건과 각도가 맞지 않아 보이지 않을 때가 많고 슬개골골절(patella fracture), 미골골절(coccygeal fracture), 흉골골절(sternum fracture) 등에서 진단에 어려움을 겪을 때가 간혹 생긴다. 물론 CT촬영으로 대부분 진단이 가능하고 요즈음은 3D CT 촬영으로 진단 못 내리는 경우가 없으나 CT 촬영은 방사선 피폭량이 많고 가격도 만만치 않아 이용하기가 어려운 경우도 있다. 이런 경우 초음파 골절 진단은 아주 유용한 검사 방법 중 하나이다. 특히 외래에서 손쉽고 빠르고 간편하고 정확하게 찾아낼 수 있는 방법이다.

2. 늑골골절(Rib Fracture)

1) 초음파 개요

늑골골절은 일반 X-ray로 진단 내리지만 간혹 촬영 조건 각도에 따라 골절이 안보일 수 있는데 이런 경우 초음파를 이용하면 쉽고 빠르고 정확하게 진단 내릴 수 있다.

① 초음파 스캔 방법 : 동통 있는 부위를 중심으로 위 아래 정상 늑골에 탐촉자를 늑골방향 따라 놓고 스캔하면 비교적 쉽게 골절을 찾을 수 있다.

② 초음파 소견

㉠ 피질 끊김(cortex discontinuity)

㉡ 골막주위 액체(혈성)저류{periosteal fluid accumulation}

㉢ 피질 끊긴면 아래 후방 음향 그림자음영(posterior acoustic shadowing)

늑골 골절을 도표(그림 7-1A)와 초음파 스캔상(그림 7-1B)에서 관찰해 보고 실제 증례를 통해 공부해 보자.

TIP

동통있는 부위를 중심으로 위아래 정상 늑골과 비교 하여 늑골방향으로 스캔하면 a)피질 끊김(cortex discontinuity), b)골막 액체 저류(periosteal fluid accumulation) c)후방 음향 그림자 음영(posterior acoustic shadowing)의 3가지 소견으로 진단 내릴 수 있다.

늑골

정상

비정상

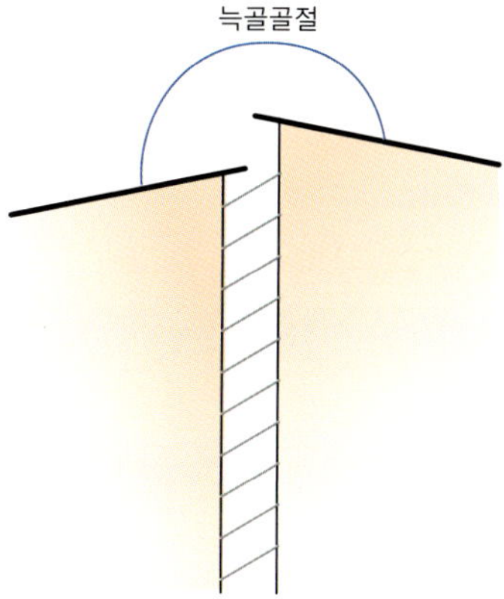

1. cortex 끊김
2. acoustic shadowing
3. periosteal fluid
   (blood) 고임

Rib tracture

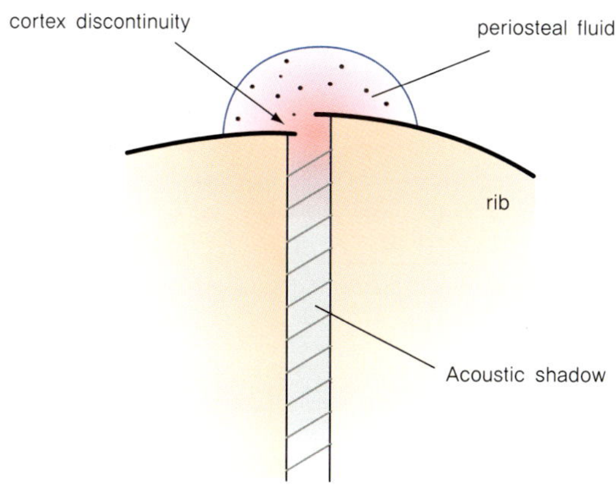

A

그림 7-1. A. 늑골골절 도표(계속)

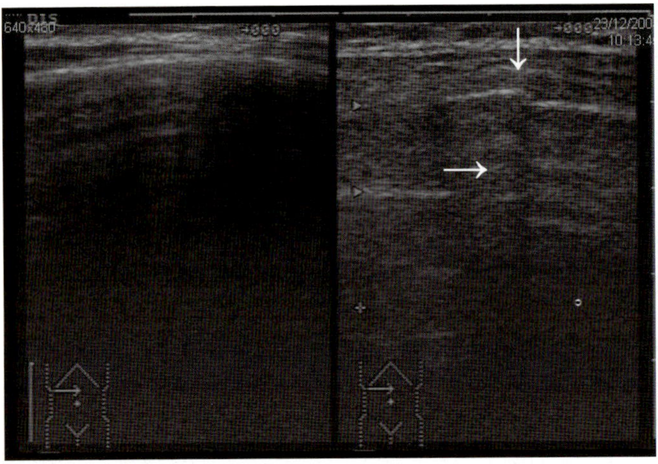

정상 환측(늑골피질 끊김)

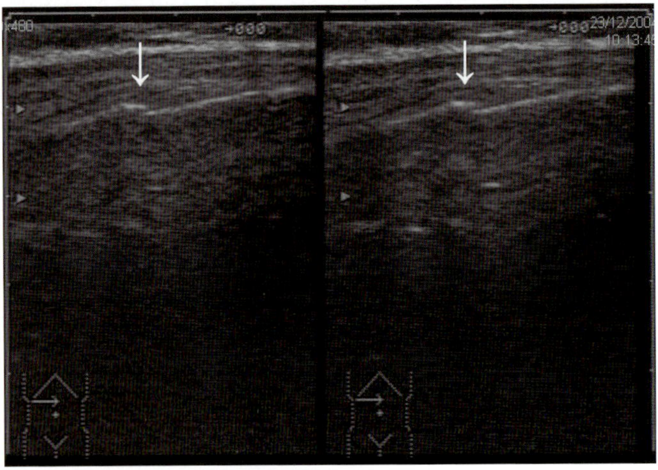

환측(늑골피질 끊김)

그림 7-1. B. 늑골골절

증례 1. 늑골골절(fracture, rib)

- 주소·병력 : 51세 여자환자. 앞가슴쪽으로 장롱에 부딪힘. 우측 흉부 위쪽 뼈가 약간 튀어 나옴
- 진단 : 우측 앞쪽 2nd 늑골 골절
- 영상소견 :
  ① 일반 늑골 촬영상 골절부위 찾을 수 없었다.
  ② 초음파상 : 앞쪽 2nd rib 부위 늑연골 부위(costal cartilage)에 피질 끊겨 있는 모습

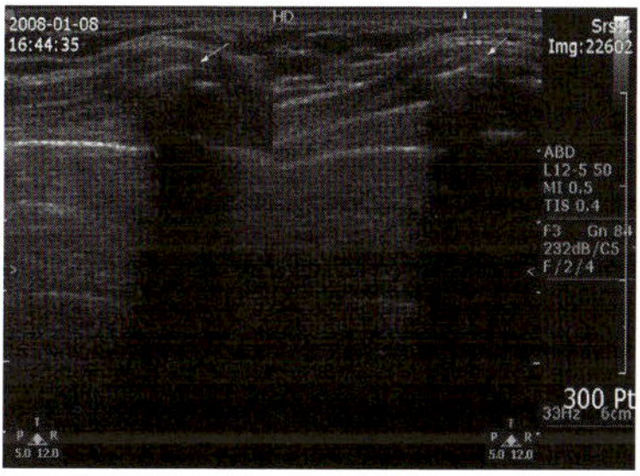

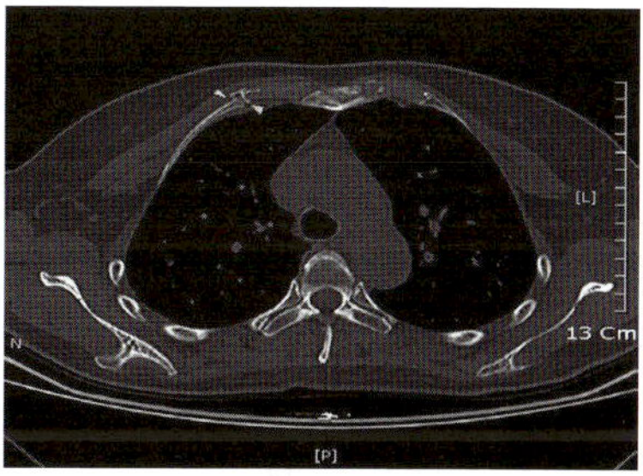

초음파와 CT 필름상에서 앞쪽 2nd rib 부위 늑연골부위에 골절이 보인다.

  ③ CT촬영 : 앞쪽 두번째 rib 늑연골 부위에 피질 끊겨 있어 골절로 진단.

TIP

관찰 요점정리 : 늑골 골절 특히 앞쪽으로 골절된 경우(증례1)와 늑(골)연골(costal cartilage)부위의 골절인 경우(증례2) 일반 X-ray 에서 각도와 촬영 조건에 따라 얼마든지 안 보일 수 있어 이런 경우에는 반드시 CT 혹은 초음파 검사를 하여 진단 내리는데 초음파 검사가 CT 에 비해

a) 방사선 피폭 설량을 받지 않는다는 점.
b) 탐촉자를 움직여 여러 방향에서 동통 부위를 스캔 할 수 있다는 점
c) 스캔 시간이 빠르고 가격이 저렴하다는 점이 장점이다.

탐촉자를 동통 부위에 늑골 방향과 평행하게 대어 보면 빠르고 쉽고 정확하게 진단 내릴 수 있다. 그러나 실제 임상에서 선상 골절인 경우 초음파와 CT촬영 모두 어려운 경우가 있고 오히려 단순 일반 X-ray상에서 확진 내리는 경우도 있다.

3. 비골골절(Nasal Bone Fracture)

1) 초음파 개요

비골골절은 일반 X-ray 만으로 진단 내리기 어려울 때가 많아 보편적으로 안면골 CT(facial bone)촬영을 하여 대부분 확진 내리는 경우가 많은데 간편하고 빠르고 정확하게 진단 내릴 수 있는 방법이 초음파 스캔이다.

2) 초음파 스캔방법

종축 및 횡축 스캔

3) 진단

피질 끊김양(cortex discontinuity)을 찾아 진단 내린다(그림 1-2).

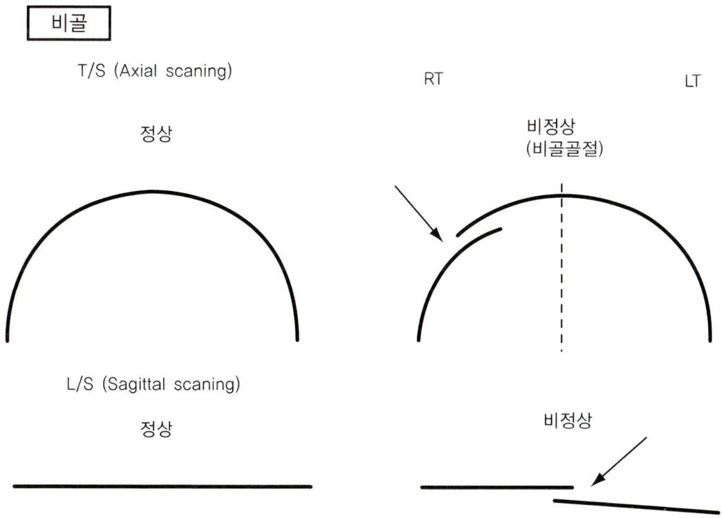

그림 7-2. 비골

TIP

임상적으로 비골부위 반상출혈(ecchymosis), 동통 및 부종 소견 보이는데 일반 X-ray 상 골절이 뚜렷치 않을때는 초음파 검사로 비골 부위에 평행하게 탐촉자를 놓아 종축 스캔및 횡축 스캔하면 금방 골절 유무를 판단 할수 있다.

CT에 비해 초음파의 장점은 다음과 같다.
① 빠른 시간안에 정확히 진단 할 수 있다.
② 횡축 종축 스캔 및 탐촉자를 여러 방향으로 돌려 스캔할 수 있다.
③ 가격이 저렴하고 방사선 피폭 위험성이 없다.

초음파 소견 : 피질 끊김 소견(cortex discontinuity)

증례 1. 비골골절(fracture, nasal bone)

- 주소·병력 : 36세 남자환자. 2~3시간 전에 상해건으로 내원
- CT필름 영상 소견 : 좌측 비골 피질 끊김양 음영 골절 의증. 그러나 진구성 여부 판단 못함
- 초음파 소견 : 종축 스캔상 좌측 비골 피질 끊김 확실해 비골 골절 진단

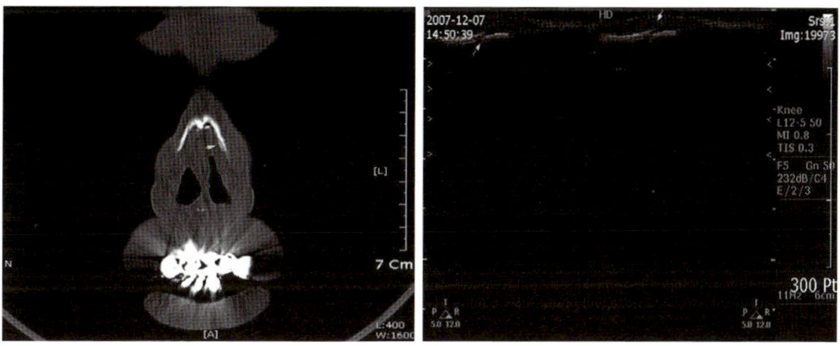

CT 축상필름상 비골골절 뚜렷치 않으나 초음파스캔상 비골피질이 확실히 끊겨 있다.

4. 미골골절(coccygeal fracture)

미골골절은 X-ray 상에서 잘 보이지 않을때가 많은데 빠르고 쉽게 할 수 있는 진단 장치가 초음파이다. 스캔 방법은 환자가 손을 가슴에 붙히고 엉덩이를 올린 상태 즉 무릎을 가슴에 붙이는(knee-chest)자세(그림 7-2)에서 미골에 종축 횡축 방향으로 대어 피질 끊김과 후방그림자 음영을 찾아 진단 내릴 수 있다.

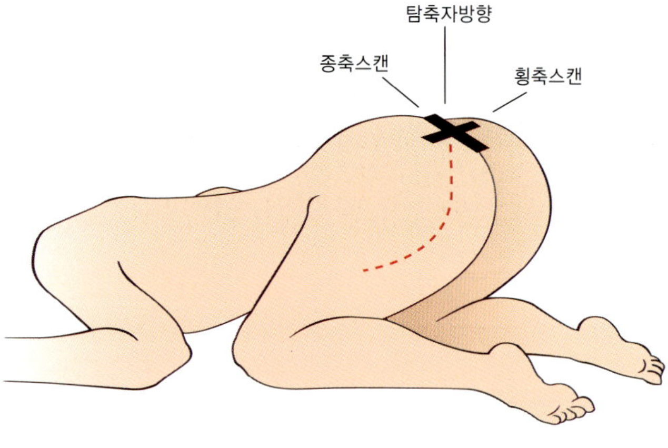

그림 7-3. 무릎-가슴 붙히는 자세(knee-chest position)에서 탐촉자 방향

증례 1. 미골골절(coccygeal fracture)

- 주소·병력 : 43세 여자환자가 3 m 높이에서 떨어져 꼬리뼈 부위 동통을 주소로 내원
- 영상소견 : 초음파 소견상 미골 피질 끊기고 주위액체 저류와 후방 그림자음영의 3가지 소견으로 골절로 확인. 일반필름상에서는 골절이 확실치 않았다.

종축스캔상 미골골절

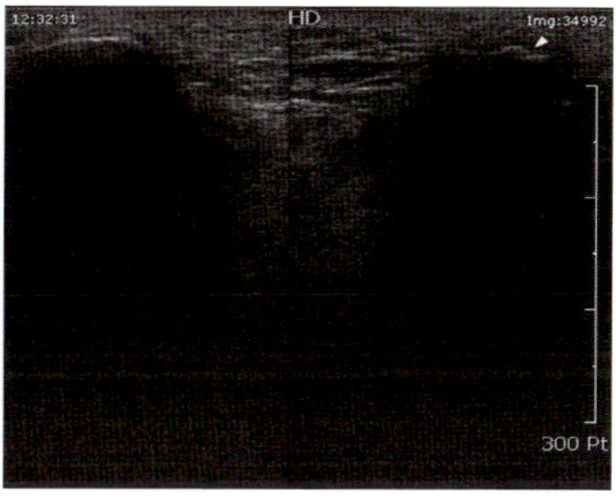

횡축스캔상 좌측 정상, 우측 미골골절

5. 흉골골절(Sternum Fracture)

흉골골절은 일반 X-ray필름상 촬영조건과 각도가 맞지 않아 안보일 때가 많은데 이때는 초음파로 동통부위에 탐촉자를 종축, 횡축으로 놓으면 피질 끊기고 골막외 액체저류와 후방음향 그림자음영으로 금방 골절로 진단할 수 있다.

증례 1.

- 주소·병력 : 52세 여자환자가 뒤에서 밀려 쇠같은 것에 앞가슴 찧어서 동통으로 내원
- 영상소견 : 초음파상 흉골 3번째 부위 피질이 끊기고 골막외 액체저류가 보여 골절로 진단. 초음파스캔 후 일반 X-ray 촬영해 발견

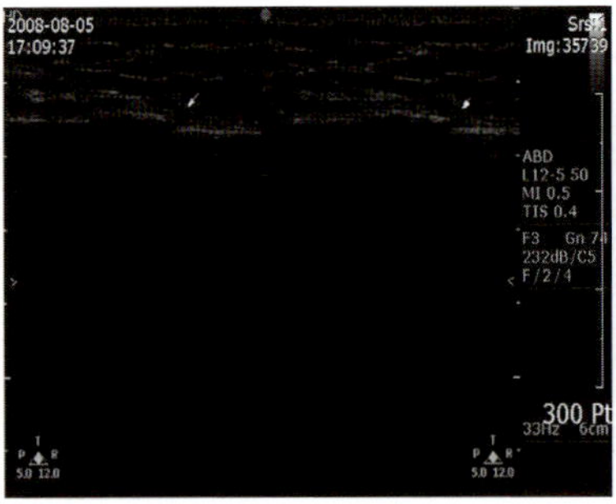

초음파상 흉골 피질 끊김

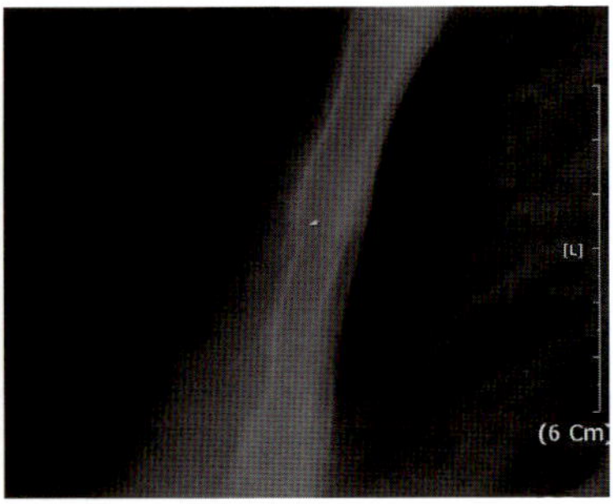

X-ray 상 흉골 골절

증례 2. 흉골골절(sternum fracture)

- 주소·병력 : 59세 여자환자가 1주일 전에 힘센 남자가 가슴을 켜 앉고 만진후 흉통으로 내원
- 영상진단 : 처음 초음파 검사에서 피질끊기고 골막액체저류로 골절로 확인후 일반 X-ray사진상 흉골 함몰양 골절확인하였다. CT촬영에서는 보이지 않았다.

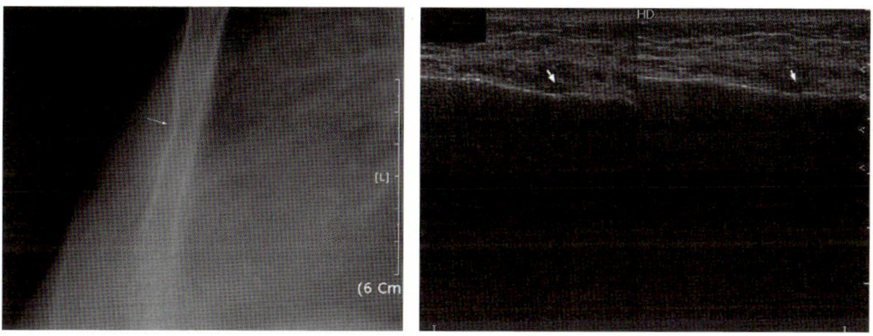

일반 X-ray 필름상 흉골이 약간 함몰되어 보이나 초음파 스캔에서 확실히 피질 끊긴 골절이 보인다.

6. 슬개골 골절(Patella Fracture)

슬개골 선상골절은 일반 X-ray상 안보일 때가 많은데 임상적인 이학적 소견상 선상골절 가능성이 있으나 X-ray상 보이지 않아 난감할 때가 많은데 물론 CT 촬영을 하면 가능하고 요즈음은 대학에서 3D CT스캔을 하면 놓치는 경우가 없지만 손쉽고 간편하게 확진 내릴 수 있는 방법이 초음파 스캔이다.

① 방법 : 건측과 환측을 비교하기 위해 양측 무릎을 편다음 탐촉자를 종횡축 방향으로 한 번씩만 대어 보면 금방 찾아낼 수 있다.

② 초음파 소견 : 피질 끊기고 골막외 액체 저류를 찾으면 된다.

증례 1.

⊙ 주소·병력 : 65세 남자환자가 넘어져 좌측 무릎부위 찰과상으로 내원

⊙ 영상소견 : 일반 X-ray상 골절은 보이지 않았고 초음파 스캔상 피질 끊기고 소량의 액체 저류소견 보인다.

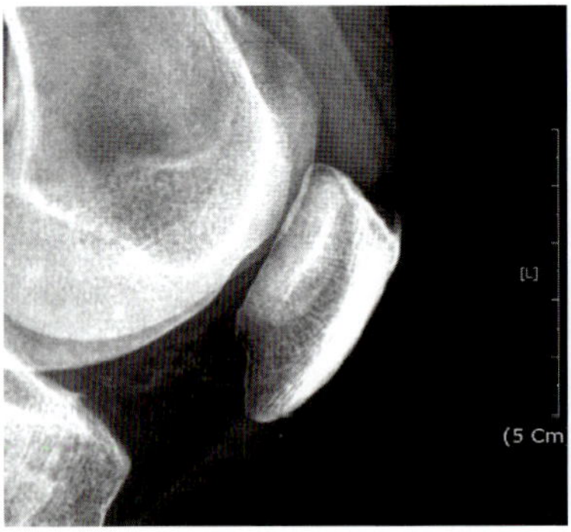

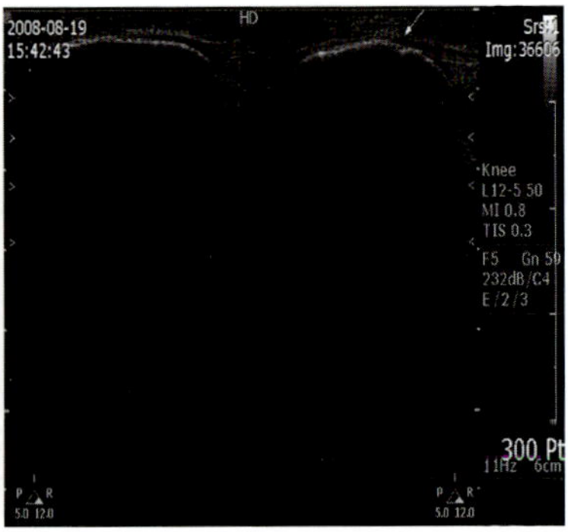

건측 환측

일반 X-ray 필름상 골절 안보이나 초음파 스캔상 건측과 비교해 보면 피질이 끊긴 골절 확인

찾아보기

한글찾아보기

ㄱ

갈레아찌 골절…55, 56
거골 골연골 병변…160
거골골절…179
견갑골 골절…32, 33, 34
견갑골 촬영 방법…32
견관절…1
견관절 탈구…1
견인-대항견인 방법…7
고관절…91
골괴사…148
골단골절…78, 81
골단 골절분리…79
골단 골절 형 분류…78
골단 및 골간단 골절…79
골단 부분 골절…79
골단분리…79
골단판 골절의 분류…79
골단판 좌멸…79
골반 골절…107
골연골염…151, 152
골연골종…157
골절…193
골종양…157
골타박…110
관절연골파괴…154
관절염…51
극상건파열…16
급성 골수염…114

ㄴ

내과골절…178
내외측상과 견열…35
내측반월상연골판 파열…123
내측 반월판 후각 파열…124
내측측부인대파열…146, 147
늑골골절…194, 197

ㄷ

단순과상부 골절…35
대퇴경부골절…100, 104, 106
대퇴골…112
대퇴골부착 부위파열…144

ㄹ

류마티스 관절염…89

ㅁ

만성 골수염…115, 116
모지지골 박리골절…86
몬테지아 골절…55, 56
무릎…118
무지외반증…187, 188
무혈성 괴사증…91, 94, 96
미골골절…202, 203
미세골절…110, 112

ㅂ

박리성 골관절염…160, 162

발목과 발…160
발목과 발 골절…175
발톤씨 골절…65
벨러씨 각…180
복잡성 골절…37
복잡성 과상부 골절…35
브로덴스촬영…180
비골골절…199, 201
비골화성 섬유종…158

ㅅ

삼각섬유연골 복합체 파열…74
삼과부골절…175
상완골 골절 분류…8
상완골 내과 골절…44
상완골 대결절 골절…8, 12
상완골 대결절부 골절…13
상완골 상과부 골절…42
상완골외과 골절…45
상완골 원위부 상과부 골절…38
상완골 통과골절과 골단 분리…46
석회참착성 건염…20, 21
선천성 내번족…189, 190
설상골골절…184
섬유성 피질 결손…158
소두골절…35
쇄골골절…25
쇄골 외측단 골절의 분류…25
스미씨 골절…63
스트레스 골절…185
스팀손씨 방법…7
슬개골 골절…155, 206
습관성 견관절 탈구…2

ㅇ

아킬레스건 파열…167, 168
안톤센촬영…180
양동손잡이파열…119
양동이손잡이 파열…118, 121
에섹스-로프레스티 골절…57
역 몬테지아 골절…59
역 콜레씨 골절…63
연골막 환 손상…79
완관절…61
외상성견관절탈구…1, 9
외상성견쇄관절 탈구…25
외상성 전방 견관절 탈구…4
외측반월상연골판파열…130
외측측부인대 파열…164, 166
요골골두 골절…52
원위지골 골절…88, 192
원위지골 탈구…191
원판형 반월상 연골판 파열…134
원판형 연골판 파열…135
월상골 괴사…72
유골골종…159
이과골절…177
이물질…90
이중 delta 징후…118
이중선 징후…92
이중 후방십자인대 징후…118
일과성 활액막염…117

ㅈ

전방십자인대파열…137
전방탈구…1
전상관절와순파열…23, 24
종골골절…180
주관절…35
주관절 탈구…60
주상골 골절…67, 183
지골골절…83

ㅊ

척골구상돌기 골절…48
척골 주두골 골절…47
초음파 진단…193
추지…83, 85, 87

ㅋ

켈러씨 병…173
콜레스 골절…61
키앤백 질환…72

ㅌ

탈구…81

ㅍ

팔꿈치 촬영기법과 골절분류…35
프라이버그씨 병…171

ㅎ

하방탈구…1
활차골절…35
후방십자인대…143, 144
후방십자인대파열…142
후방탈구…1
흉골골절…204, 205
히포크라테스 방법…7

영문찾아보기

A

achillis tendon rupture…167, 168
ACL rupture…137
acute osteomyelitis…114
ankle & foot…160
anterior cruciate ligament ruture…137
arlet…93
arthritis…51
avascular necrosis…91
AVN, avasculan necrosis…94, 96
avulsion of medial epicondyle…35

B

Bankart 병변…2, 4
Bartons fracture…65
Baumanns angle…38
Bimalleolar fracture…177
Bohler…180
bone contusion…110
bone necrosis…148
bone tumor…157
bucket handle tear…118, 119, 121

C

calcaneus fracture…180
calcified tendonitis…20, 21
capitellum fracture…35
carrying angle…38
cartilage destruction…154
central nidus…159
chip avulsion fracture…86
chronic osteomyelitis…115, 116
clavicle fracture and traumatic dislocation of the acromio-clavicular joint…25
coccygeal fracture…202, 203
colles fracture…61
complex communicated fracture…37
complex supracondyle fracture…35
congenital club foot…189, 190
crushing of epiphyseal plate…79
cuneiform bone fracture…184

D

discoid meniscus tear…134, 135
dislocation…81
double delta sign…118
double line sign…92
double PCL sign…118

E

elbow…35
elbow dislocation…60
elbow joint…35
epiphyseal fracture…78, 81
Essex-Lopressti fracutre…55, 57

F

femur…112
femur neck fracture…100, 104, 106
fibrous cortical defect…158
Ficat…93
foreign body…90
forward tilting angle…38
fracture…193, 197, 201
fracture of ankle and foot…175

fracture of condyle of humerus with epiphyses seperation…46
fracture of coroid process of ulnar…48
fracture of epiphysis & metaphysis…79
fracture of lateral condyle of humerus…45
fracture of medial condyle of humerus…44
fracture of olecranon of ulnar…47
fracture of part of epiphysis…79
fracture of pelvis…107
fracture of pharynges…83
fracture of radius head…52
fracture seperation of epiphysis…79
fracture of distal pharynges…88
freiberg's disease…171

G

Galeazzi fracture…55, 56, 59
Graden분류…100
grater tuberosity fracture of humerus…8

H

hallux valgus…187, 188
Hawkins…179
Hill Sachs lesion…2, 6
hip joint…91
Hippocrates method…7
humerus…42

I

injury of perichondral ring…79

K

Kienbocks disease…72
knee…118
Kohler's disease…173

L

lateral collateral ligament…164
lateral epicondyle…35
LCL rupture…164, 166
Legg-Calve-Perthes disease…97, 99
lunate necrosis…72

M

mallet finger…83, 85, 87
MCL rupture…146, 147
medial collateral ligament…146
medial malleolar fracture…178
medial meniscus tear…123
microfracture…110
microtrabeculae fracture…112
Montaggia fracture…55, 56

N

nasal bone…201
nasal bone fracture…199
navicular bone fracture…183
non-ossifying fibroma…158

O

OCD, Osteochondritis dissecanse…160
osteochondral lesion of talus…160
osteochondritis dissecanse…151, 152, 162
osteochondroma…157, 159

P

patella fracture…155, 206
PCL rupture…142

posterior cruciate ligament
Rupture…142

R

recurrent dislocation of the shoulder…2
rheumatoid arthritis…89
rib…197
rib fracture…194

S

Salter-Harris…79
scaphoid bone fracture…67
scapula fracture…32, 33, 34
seperation of epiphysis…79
shoulder dislocation…1
shoulder joint…1
simple supracondyle fracture…35
SLAP 병변…23, 24
Smiths fracture…63
staging…93
sternum fracture…204, 205
Stimpson method…7
stress fracture…185
supracondylan forcture…42
supracondyle fracture of humerus…38
supraspinatus tendon fupture…16

T

talus bone fracture…179
tear of lateral meniscus…130
tear of medial meniscus posterior horn…124
TFCC Injury…74
thumb finger…86
traction-countertraction method…7
transient synovitis…117
transscapular 촬영…33
traumatic disloation of shoulder…1
triangular fibrocartilage complex…74
trimalleolar fracture…175
trochlear fracture…35

U

ultrasound diagnosis…193

W

wrist joint…61

Y

Y shaped biepicondylar fracture…37
Y 촬영…33
Y형 양측과 골절…37

인턴, 레지던트 1년차를 위한
응급실 영상과 처치
정형외과

정가 24,000원

ISBN 978-89-7043-724-8

2010년 2월 5일 1판 1쇄 인 쇄
2010년 2월 10일 1판 1쇄 발 행

저 자 : 강 효석

발 행 자 : 최 병 진

발 행 처 : 도서출판 **고 려 의 학**
(136-821) 서울 성북구 성북동 115-24
보문빌딩 3층
Tel. 02)765-0333, 0337
Fax. 02)743-2288
등록번호 : 제 1-519호 1978. 6. 29.